Sarra Nasri
Islem Elayachi
Yosra Gassara

Soluções digitais para registar as relações entre mandíbulas

Sarra Nasri
Islem Elayachi
Yosra Gassara

Soluções digitais para registar as relações entre mandíbulas

soluções digitais para a oclusão dentária

ScienciaScripts

Imprint

Cover image: www.ingimage.com

This book is a translation from the original published under ISBN 978-620-6-77429-7.

Publisher:
Sciencia Scripts
is a trademark of
Dodo Books Indian Ocean Ltd. and OmniScriptum S.R.L publishing group

120 High Road, East Finchley, London, N2 9ED, United Kingdom
Str. Armeneasca 28/1, office 1, Chisinau MD-2012, Republic of Moldova, Europe
Printed at: see last page
ISBN: 978-620-8-18505-3

Conteúdo

Introdução 2
PARTE I 3
PARTE II 7
PARTE III 18
PARTE IV 52
Conclusão 55
Referências 56

Introdução

Introdução [51] [9] [20]

A evolução contínua das novas tecnologias engloba os avanços nas técnicas, metodologias e materiais em vários domínios. Estas inovações permeiam quase todas as facetas da sociedade, levando à adaptação à facilidade e eficiência proporcionadas pelo progresso tecnológico. O domínio da medicina, incluindo a medicina dentária, sofre profundas transformações para responder à evolução das exigências. Atualmente, os pacientes tomam decisões em matéria de cuidados de saúde através de plataformas digitais, em vez de dependerem apenas de referências tradicionais.

Na medicina dentária, a integração de novas tecnologias visa otimizar o conforto do paciente e os resultados do tratamento. A digitalização revolucionou vários aspectos da prática, incluindo a recolha de moldes, a análise oclusal, o planeamento do tratamento e o fabrico assistido por computador.

As considerações sobre as especialidades dentárias realçam esta mudança de paradigma:

Dentisteria conservadora:

-Transição de sistemas manuais para sistemas rotativos para melhorar a eficiência.

-Precisão na determinação do comprimento de trabalho através de localizadores avançados de ápices.

Ortodontia:

-Adoção de brackets autoligáveis para um melhor controlo e estética.

-Utilização de moldeiras de posicionamento ortopédico para uma gestão precisa da movimentação dentária.

Prótese Dentária Fixa:

-O fabrico assistido por computador simplifica o fabrico de próteses.

-As impressões ópticas oferecem vantagens em relação às técnicas convencionais.

-A adoção de articuladores virtuais aumenta a precisão do registo oclusal.

-Este trabalho tem como objetivo explorar as técnicas convencionais de registo oclusal e o papel transformador da tecnologia digital na prática dentária moderna.

-Revisitando as técnicas convencionais de registo oclusal [8]

PARTE I

Lembretes sobre as técnicas convencionais de registo oclusal

1. Posições de referência [1,47]

De acordo com Chaput, a oclusão engloba estados mandibulares estáticos alcançados através de relações de contacto oclusal, independentemente da posição mandibular.

1.1. Oclusão Máxima de Intercuspidação (MIO) [1,32]

MIO significa a posição mandibular com contactos oclusais máximos, provocando contracções musculares máximas independentemente do posicionamento condilar.

1.2. Oclusão de relação cêntrica (CR) [1,48]

CR, definido pelo National College of Occlusodontics, denota uma posição condilar de referência marcada por uma coaptação precisa, repetível através de rotação mandibular não forçada.

1.2.1. Definição atual/contemporânea

As definições modernas de RC enfatizam a validação da saúde articular, a sinergia neuromuscular e a coerência dentro do sistema menisco-côndilo para garantir uma caraterização exacta.

De facto, os côndilos e o menisco trabalham em conjunto e não podem ser separados durante as funções de relação cêntrica, movimento lateral e protrusão.

Durante a relação cêntrica, o cumprimento destas três condições leva a que os côndilos estejam no seu ponto mais alto na cavidade glenoide. O conceito de "costas" não deve mais ser mencionado. A partir desta posição dos côndilos, pode-se procurar uma rotação pura da mandíbula em torno de um eixo identificável. Este eixo é denominado eixo transversal bi-condilar. Além disso, esta posição permite um movimento de rotação axial puro ou terminal de aproximadamente 10°, equivalente a cerca de 10 a 15 mm de abertura incisal. (Fig. 1)

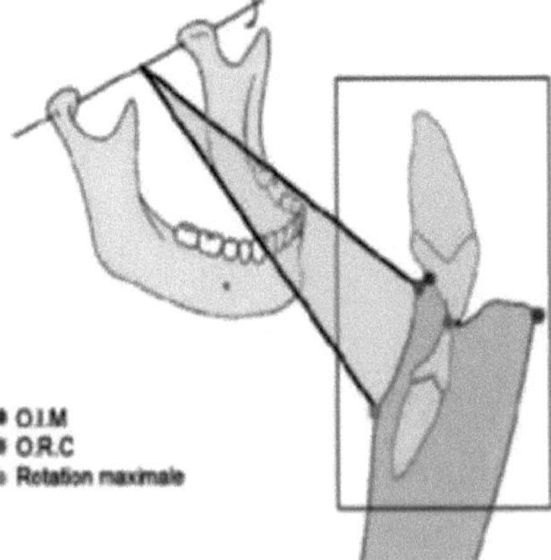

Figura 1: Relação cêntrica. [35]

2. Dimensão Vertical [29,31]

2.1. Dimensão Vertical Oclusal (DVO) [12]

A DVO corresponde à altura das arcadas dentárias superior e inferior quando os dentes, juntamente com os seus antagonistas, estão em oclusão de máxima intercuspidação (MIP). Esta é estabelecida durante a oclusão estável dos dentes ou na presença de restaurações protéticas.

A ausência desta dimensão é observada em pacientes edêntulos ou em pacientes com falta de suporte posterior. A dimensão vertical oclusal adapta-se ao longo da vida a perturbações, patologias e envelhecimento dos tecidos para manter o seu papel funcional na mastigação, fonação, deglutição e respiração.

Classificação de Matsumoto [36]

-Classe I: Os contactos dentários mantêm a dimensão vertical oclusal. Isto aplica-se a pacientes com todos os dentes na arcada ou quando a DVO é suportada por pelo menos dois dentes antagónicos.

-Classe II: Se os dentes estiverem presentes nas arcadas, mas sem contacto com dentes antagónicos, a DVO não pode ser mantida.

-Classe III: Nos casos em que pelo menos uma arcada é completamente desprovida de dentes. Não há suporte oclusal.

2.2. Dimensão vertical de repouso (DVR)

A dimensão vertical de repouso (DVR) corresponde à altura do terço inferior da face. Esta é medida entre dois pontos de referência quando a mandíbula se encontra numa posição de repouso fisiológico, com a cabeça do doente numa posição vertical e a atividade dos músculos depressores e elevadores a equilibrar as forças da gravidade. Esta posição pode ser modificada por factores de controlo ativo, como os músculos do doente e a propriocepção, bem como por factores passivos, como a gravidade, a viscoelasticidade muscular e, recentemente, o espaço de Donders.

2.3. Espaço livre de não oclusão (FSNO)

O espaço interoclusal livre ou espaço interoclusal de repouso corresponde à distância entre as superfícies oclusais dos dentes maxilares e mandibulares quando a mandíbula está em posição de repouso.

FIS = RVD - OVD

Onde:

FIS: Espaço interoclusal livre

RVD: Dimensão vertical de repouso

DVO: Dimensão vertical oclusal

Os valores médios do FSNO variam entre 1 e 2,5 mm, mas, em alguns casos, podem variar entre 0,2 e 10 mm sem quaisquer perturbações observadas, graças ao fenómeno de adaptação.

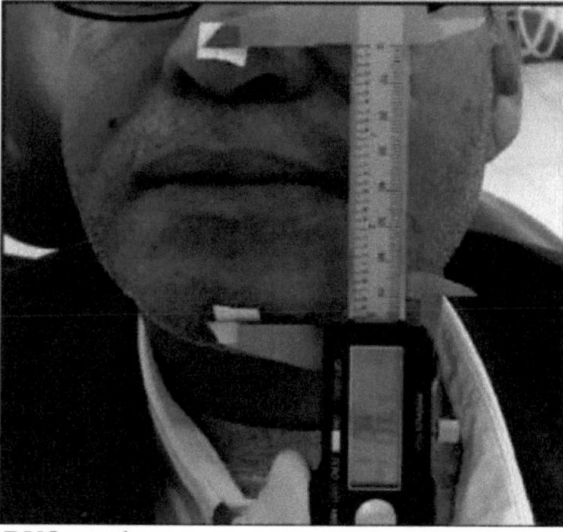

Figura 2: Medição da DVO nos doentes.

Recentemente, os autores têm enfatizado que este espaço (FSNO) é influenciado pela tensão psicológica, tipo morfológico, idade, desarmonia dento-facial e muitos outros factores.
A posição de repouso também é modificada pelas classes de Angle:
-Classe II: o FIS é mais significativo.
-Classe III: o FIS é reduzido.
Este espaço interoclusal é crucial para a preservação da integridade biológica do aparelho mastigatório.

PARTE II

1. Registo Oclusal Convencional em Prótese Fixa [31] [36]

O registo oclusal convencional é um passo complexo que requer uma configuração técnica bem equipada. A escolha de simuladores de movimento mandibular e materiais de registo adequados requer um conhecimento profundo das suas propriedades e técnicas de manuseamento adequadas.

1.1. Seleção da posição de referência

O médico deve analisar a situação de cada paciente e determinar a posição de referência. O protésico trabalha no articulador com a relação inter-arcos escolhida pelo médico durante o fabrico da prótese.

1.2. Materiais de registo [30,46]

1.2.1. Especificações dos materiais de registo :

O material escolhido deve ser:

- Facilmente manipulável com um mínimo de instrumentos ou equipamento.
- Compatível com o ambiente oral.
- Minimamente intrusivo na boca.
- Dimensionalmente estável ao longo do tempo.

-Ajuste rápido.

Estes são os critérios para um material ideal, mas poucos materiais reúnem todas estas caraterísticas. Por conseguinte, é essencial estudar e considerar as vantagens e limitações de cada material para garantir que satisfazem as necessidades do profissional.

1.2.2. Materiais disponíveis [6, 16,46]

1.2.2.1. Ceras

As ceras sintéticas, como as ceras de polietilenoglicol e as ceras de hidrocarbonetos hidrogenados (ou halogenados), são utilizadas para o registo oclusal. As ceras sintéticas não substituem as ceras naturais, mas corrigem as suas deficiências. Oferecem várias vantagens, incluindo simplicidade, acessibilidade e precisão aceitável. No entanto, a precisão clínica depende do conhecimento e domínio das técnicas de utilização por parte do profissional.

Deformação da cera:

1-As alterações de temperatura provocam a contração da cera natural.

2-O tratamento liberta as tensões internas.

3-Fluxo de cera.

4-Resistência à compressão e ao esmagamento [3]

As ceras têm propriedades mecânicas relativamente fracas em comparação com outros materiais dentários, mas variam com a temperatura. Para evitar contratempos, devem ser consideradas precauções como o amolecimento adequado, a gravação rápida e o arrefecimento após a gravação.

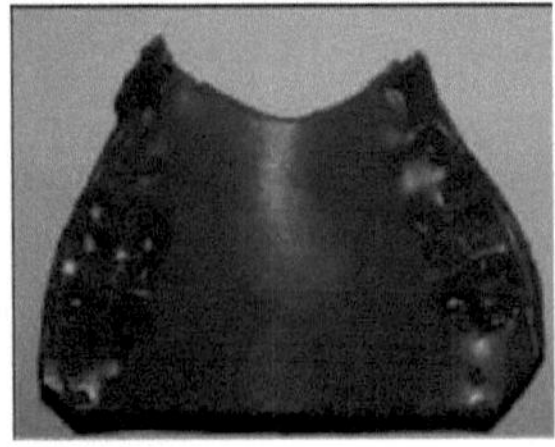

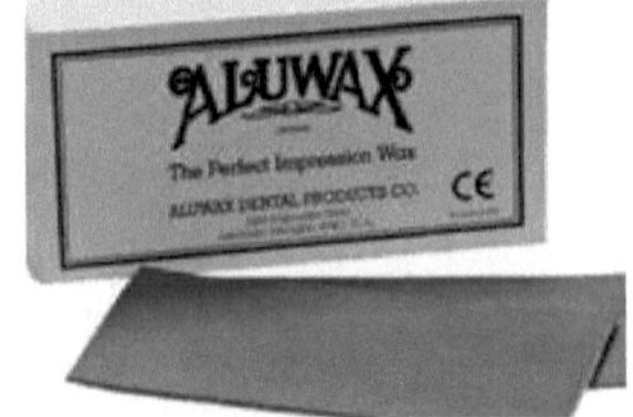

Figura 3: Cera Moyco® [15] Figura 4: Cera Aluwax® [15]

1.2.2.2. Resinas [5][30]

As resinas são utilizadas principalmente em técnicas de registo dinâmico, tais como a técnica Functionally Generated Path (FGP) e a técnica GC Wirth.

Como todos os materiais, as resinas têm vantagens e desvantagens, que estão resumidas na Tabela (1).

Vantagem	Desvantagem
-Precisão -Rigidez mesmo em camadas finas	-Manuseamento difícil -Reação exotérmica -Precisa de fresagem para ser ajustada -Recolha de regulação variável em função da quantidade de material utilizado

Quadro 1: Vantagens e desvantagens das resinas. [6] [30] [5]

1.2.2.3. Pastas de óxido de zinco-eugenol [17]

As pastas de óxido de zinco-eugenol caracterizam-se principalmente por uma precisão e estabilidade dimensional muito superiores às da Aluwax.

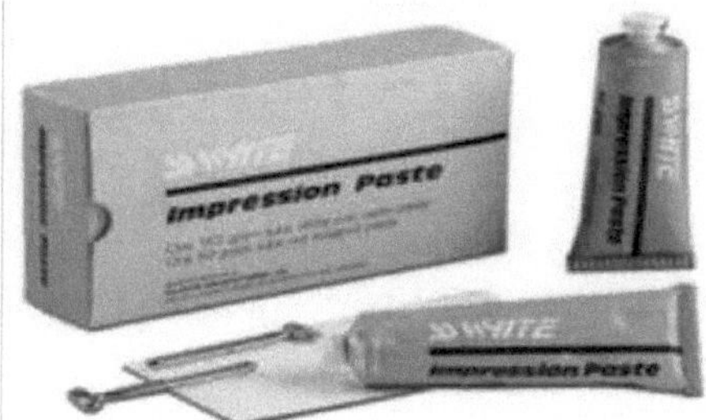

Figura 5: Pasta de registo oclusal de óxido de zinco-eugenol SS White [57]

Vantagens: Desvantagens:	Vantagens: Desvantagens:
Baixa resistência à compressão (70 kg/cm2) e resistência ao esmagamento.	Tempo de regulação de 3 a 6 minutos
Excelente estabilidade dimensional	As imperfeições do modelo, mesmo que mínimas, podem prejudicar a adaptação do registo.
Excelente precisão	Propriedades físicas reduzidas.

Quadro 2: Vantagens e desvantagens das pastas de óxido de zinco-eugenol. [46]

1.2.2.4. Poliéter [30]

Exemplo: Ramitec® - Material de registo de mordida de poliéter da 3MESPE:

Quadro 3: Vantagens e desvantagens dos poliéteres. [46] [30]

Vantagens:	Desvantagens:
Gravação muito precisa e pormenorizada. Natureza hidrofílica. Excelente estabilidade dimensional. Elevada dureza final.	Sensibilidade à absorção. Curta duração de utilização.

Aplicação direta por picada para um manuseamento fácil	

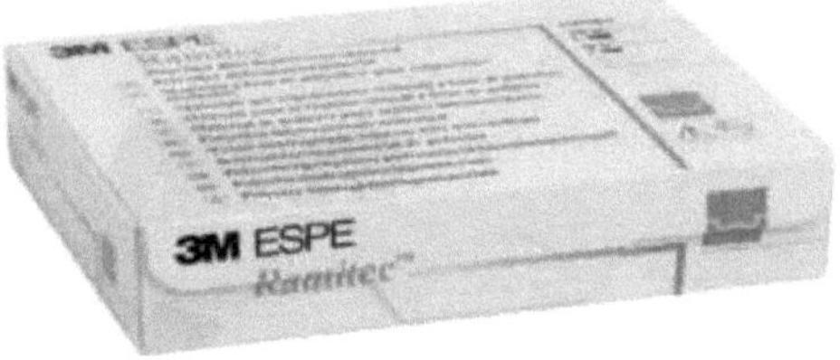

Figura 6: Poliéter para registo oclusal [56]

1.2.2.5. Silicones de registo oclusal [46,47]

Quadro 4: Vantagens e desvantagens dos silicones. [46] [47] [30]

	Vantagens:	Desvantagens:
Silicone de condensação	Muitas viscosidades. Boa resistência às tensões. Não mancha. Ajuste rápido. Compatibilidade	Dimensão significativa mudar após a definição. Hidrofóbico. Envelhecimento do catalisador. Mau estado da superfície após a libertação de hidrogénio.
AdiçãoSilicone : Polivinílicos	Muitas viscosidades. Mínimopermanente deformação. Longo tempo de funcionamento. Variação de baixa dimensão. Não há eliminação de subprodutos.	Custo elevado.

Tabela 5: Critérios para a escolha de materiais de registo intermaxilar. [6] [30]

Intermaxillary Relations [19]: Order of Indication	Material	Viscosity	Hardening time	Dimensional stability	Surface precision	Rigidity	Fragility	Flow	Operating time	Ease of use
2	Wax									
1	ZOE Paste									
3	Silicone									
3	Resin									
3	Plaster									
2	Composite									

Code couleur du tableau

Good	
attention	
Not good	

2. Equipamento necessário para a fase de registo oclusal [53,3]

2.1. Oclusão [3]

O oclusor foi o primeiro simulador de movimento mandibular a ser introduzido. A sua função era assegurar a intercuspidação entre dois moldes e mantê-los num estado estático. (Fig.7) No entanto, este contacto ocorre a uma distância incorrecta do verdadeiro eixo de rotação mandibular. Por isso, todos os modelos de oclusores que permitem movimentos laterais e protrusivos, necessariamente incorrectos, devem ser rejeitados. Alguns tipos de oclusores permitem a montagem de modelos de trabalho e de modelos derivados de movimentos funcionais, como o Twin stage Occluder.

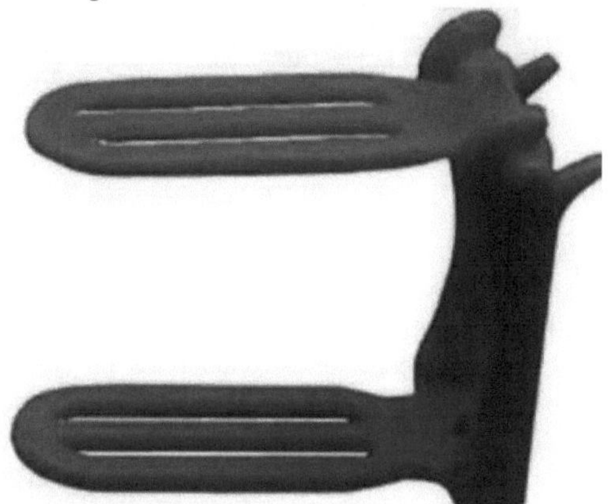

Figura 7: Larident Occluder. [51]

2.2. Articuladores [3,13, 62]

O articulador é um dispositivo de simulação mecânica utilizado para:

-Preservar os parâmetros da relação intermaxilar: Relação cêntrica, dimensão vertical oclusal e plano oclusal.

-Reproduzir relações oclusais estáticas e eventualmente dinâmicas.

-Utilizar a relação cêntrica como posição de referência.

2.2.1. Classificação [13,41]

Classificação baseada no potencial de precisão da simulação [13,31]

Com base na capacidade do articulador para reproduzir trajectórias condilares e ângulos de Bennet, é tradicionalmente feita uma classificação entre:

-Articuladores não ajustáveis ou predefinidos.

-Articuladores semi-ajustáveis.

-Articuladores totalmente ajustáveis.

1. Articuladores não ajustáveis:

Permitem movimentos horizontais (protrusão) e verticais (abertura e fecho), mas não permitem uma orientação real das trajectórias condilares, porque a trajetória condilar e o ângulo de Bennet são predefinidos e fixados pelo fabricante, independentemente dos valores reais do paciente. (Fig.8)

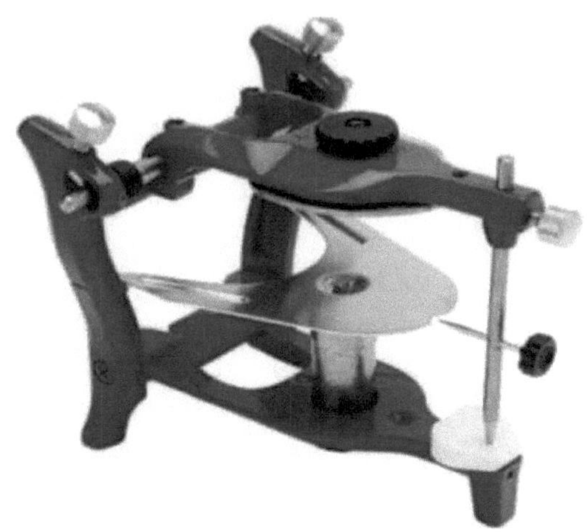

Figura 8: Articulador não ajustável. [53]

2. **Articuladores semi-ajustáveis:**

A sua conceção permite o ajuste das trajectórias condilares e dos ângulos de Bennet a partir de registos intra-orais ou extra-orais, resultando assim na reprodução aproximada das trajectórias condilares e na orientação correta dos modelos em relação ao eixo da charneira e com a ajuda de mesas de transferência e arcos faciais (Fig. 8) para uma maior precisão. (Fig.10)

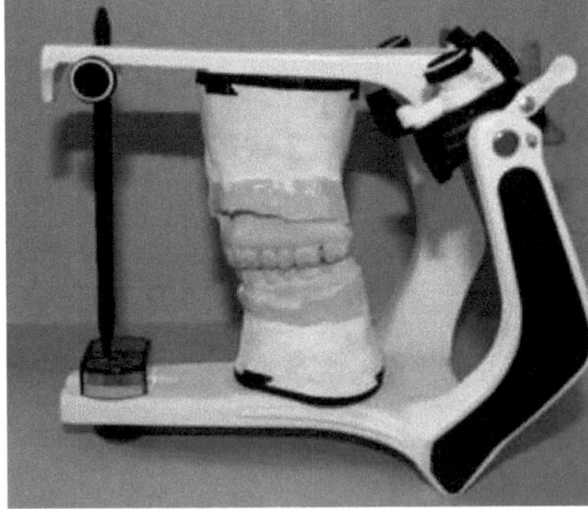

Figura 9: Articulador semi-ajustável

3. **Articuladores ajustáveis:**

Todos os movimentos mandibulares podem ser reproduzidos com trajectórias condilares exactas registadas por axiografia ou registo pantográfico. A distância intercondilar pode ser ajustada, sendo possível a orientação correta do modelo com um arco facial.

3. O registo oclusal real/próprio

3.1. Avaliação da dimensão vertical oclusal OVD

Em teoria, os dentes naturais devem manter uma dimensão vertical fisiológica, mas esta pode ser perturbada por certas patologias: desgaste, atrito, etc. A análise oclusal pré-operatória pode ser crucial.

3.2. Seleção da posição de referência [31] [34] [47]

Para cada prótese proposta, o médico assistente deve escolher uma de duas posições de referência, consoante o caso clínico. A posição de referência deve ser especificada antes de iniciar a cadeia protética. Para selecionar uma posição de referência a utilizar, existe uma regra simples: A OIM será sempre preferida, se possível; caso contrário, será dada prioridade à RC. Por conseguinte, é necessário responder a esta pergunta para escolher uma linha de base: A OIM está correta ou incorrecta? Para ser útil, a MIO deve cumprir a sua definição sem ser afetada pelo tratamento planeado.

Tabela 6: Escolha da posição de referência com base na situação clínica inicial. [34] [31] [42]

<table>
<tr><td colspan="3">Análise OIM</td></tr>
<tr><td colspan="3">VDO</td></tr>
<tr><td colspan="3">Apoio posterior</td></tr>
<tr><td colspan="3">Plano oclusal funcional</td></tr>
<tr><td colspan="3">Orientação anterior funcional</td></tr>
<tr><td>✓ Correto
MIO</td><td colspan="2">Incorreto
Análise CR</td></tr>
<tr><td rowspan="2">Gravação no MIO</td><td>Natural ou estabilizado
CR terapêutico</td><td>RC patológica</td></tr>
<tr><td>Registar o CR</td><td>Tratamento das
articulações</td></tr>
</table>

4. Registo da oclusão estática [3, 5,16]

4.1. Registo da oclusão estática em MIO

Indicação:

-Restauração de um ou dois dentes com contacto suficiente durante a oclusão.

-Presença de uma orientação anterior funcional.

-MIO estável.

-Ponte posterior com extensão limitada embutida.

Diferentes técnicas de registo MIO: [3]

4.1.1. Técnica de registo da mordida [5,51]

Essa técnica consiste na inserção de cera ou silicone entre os dentes maxilares e mandibulares do quadrante envolvido. Em seguida, o paciente é instruído a fechar em máxima intercuspidação. (Fig.10) (Fig.11)

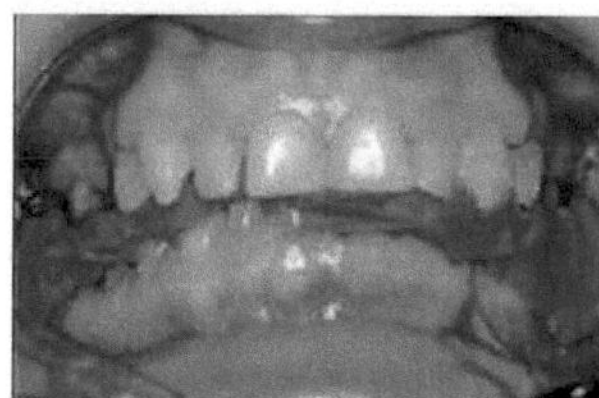
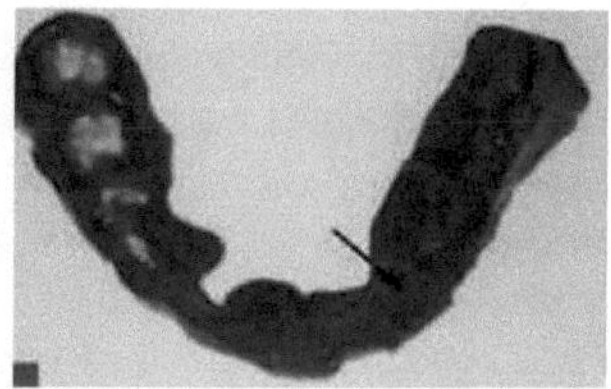

Figura 10: Registo oclusal por mordida de silicone. [5]

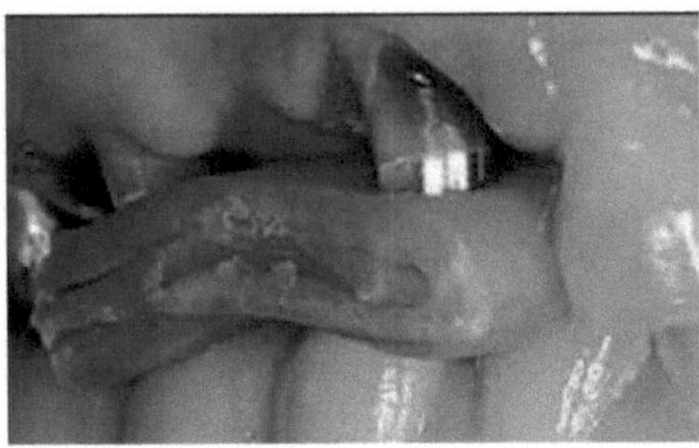

Figura 11: Mordedura de cera Moyco®. [5]

4.1.2. Impressão oclusal setorial [11,32]

Esta técnica consiste em registar as preparações e os seus antagonistas numa única etapa do MOI. Caracteriza-se pelo facto de o profissional não registar as arcadas completamente, mas sectorialmente. Esta técnica só pode ser utilizada com dentes antagonistas que permitam uma oclusão correta, e não é necessária qualquer modificação do VDO. As recomendações para impressões sectoriais são rigorosas e baseiam-se em três condições clínicas que devem ser cumpridas:

-Uma ou no máximo duas preparações (sector incorporado).

-Posição de máxima intercuspidação (MIC) estável e repetível.

-Desoclusão posterior no movimento lateral.

4.1.3. Chave vestibular na MIO [33]

Trata-se mais de uma ajuda para o reposicionamento de modelos. O profissional, utilizando silicone de alta viscosidade, regista a posição dos dentes anteriores em OIM. Os contactos oclusais não são considerados. A chave vestibular não é uma técnica preferida devido ao risco de inclinação vestíbulo-lingual, mas pode verificar a montagem em MOI.

4.2. Registo de oclusão em CR

4.2.1. Indicações :

- Restauração protética complexa ou completa.

-Restauração canina.

- Restauração na ausência de orientação anterior.
- Perda oclusal posterior.
- Um dos dentes de suporte da ponte é um dente pilar e é preparado.
- Os dentes antagónicos à preparação estão desgastados ou móveis.

4.2.2. Programação do Articulador Semi-Adaptável [54, 71]

Existem três métodos de programação do articulador:

-Axiografia com valores reais: método longo e fastidioso; fornece valores reais do paciente. O profissional instrui o paciente a fazer movimentos protrusivos e laterais. Os axiógrafos comercializados atualmente incluem axiógrafos mecânicos, ópticos e electrónicos.

-Valores reais através de registo intra-oral: interposição de ceras para registar os movimentos protrusivos, laterais direito e esquerdo. De seguida, as ceras são utilizadas no articulador para determinar os valores da inclinação condilar e do ângulo de Bennett que se aproximam dos valores reais do paciente.

-Valores médios: o método mais simples e mais frequentemente utilizado: Inclinação condilar = 40° e ângulo de Bennett = 15°.

4.2.3. Montagem do modelo maxilar [5, 16, 70, 74]

Tabela 7: Montagem do modelo maxilar.

Utilizar a transferênciaUtilizar tabela	o arco facial

Etapa	Posicionamento do molde utilizando o entalhe ou o marcador do ponto interincisal Posteriormente, é estabilizado com um pouco de cera	-Preparação do tabuleiro: (Fig.12) Aplicar a cera Kerr verde na superfície superior da moldeira e aquecê-la num banho de água a 50°. Colocar a moldeira na boca, certificando-se de que a pega está orientada no plano sagital mediano, exercendo uma ligeira pressão ascendente para indentação da cera Kerr. Nota: Para validar indentações exactas mas pouco profundas. -Colocação da moldeira e estabilização por meio de dois rolos de algodão embebidos em saliva, colocados entre a arcada mandibular e a face inferior da moldeira, que são mordidos. -Colocação do arco facial e bloqueio: regulação da distância interauricular.

distância ular.

-Colocação do suporte nasal e aperto.

-Apertar o dispositivo que fixa o tabuleiro ao arco frontal.

-Desmontar o suporte nasal e, em seguida, retirar o arco facial para o transferir para o articulador.

-Transferir o arco facial para o articulador.

-Ajustar o articulador de acordo com os seguintes valores: o -

-Inclinação condilar a 30 < > Ângulo de Bennett a 5 (apenas para a montagem do modelo superior) o 30° é o valor especificado pelo fornecedor para compensar o desvio entre a posição do arco facial nas orelhas e não ao nível do eixo da charneira mandibular)

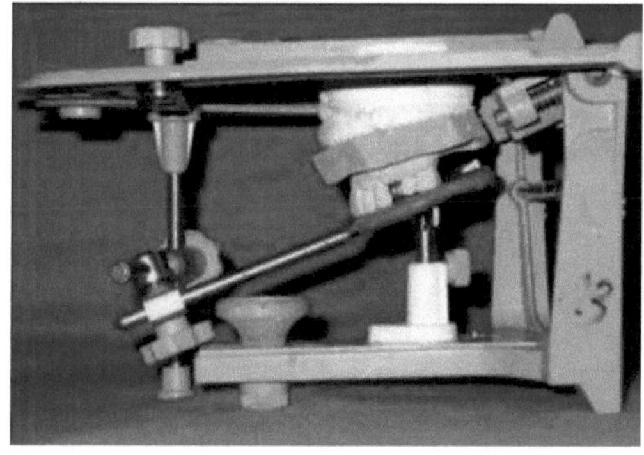

Figura 12: Transferência para o articulador da situação espacial da arcada maxilar.

4.2.4. Orientações CR

O doente é colocado em decúbito dorsal, com uma ligeira extensão da cabeça para libertar a mandíbula e permitir a manipulação. Enquanto o profissional se senta atrás do paciente, os antebraços são colocados de ambos os lados, e os quatro dedos de cada mão são colocados sob a crista óssea da mandíbula, sem se estenderem aos tecidos moles sob a mandíbula. Finalmente, os polegares unem-se sobre a sínfise e pressionam a eminência mental.

Quando a mão estiver em posição, o doente é instruído a abrir a boca e a fechá-la suavemente até tocar no batente. Continua a abrir e a fechar em oclusão, aprendendo a limitar o seu movimento a alguns milímetros e a realizar este exercício sem esforço. Quando o estado de relaxamento neuromuscular é suficiente e para melhorar os resultados obtidos, os profissionais aplicam pressão para a frente, para cima e para trás na zona posterior. A rotação é conseguida combinando a estabilização posterior e a ação do polegar no queixo. Trata-se de um movimento guiado sem participação percetível.

4.2.5. Montagem do modelo mandibular

O ponto de referência para a posição da mandíbula é OIM ou RC.

a. Extra-bucal, preparação de cera em RC (a mordida de controlo).
b. Registo da posição da relação cêntrica.
c. No articulador: montagem do modelo mandibular utilizando o checkbite.

4.3. Registo oclusal cinemático

4.3.1. Técnica G.C Wirth

4.3.1.1. Princípio:

Na ausência de referência, devem ser fornecidos ao protésico critérios de reconstrução precisos, favorecendo a modelação de uma prótese provisória de segunda geração que permita um verdadeiro teste in vivo do projeto protésico. Isto conduz a um quadro de orientação funcional a replicar.

4.3.1.2. Indicação

-Restauro de orientação interior :

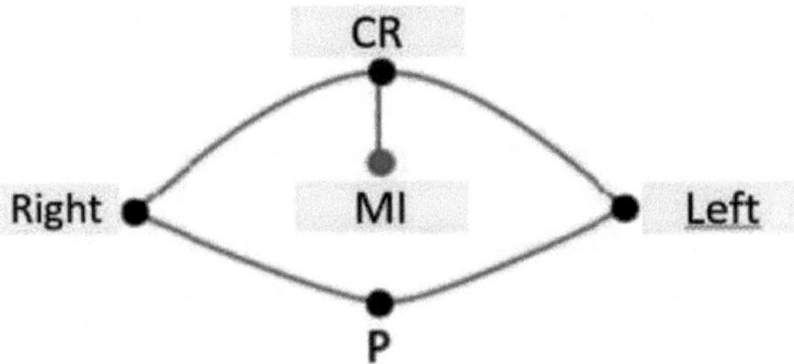

Figura 13: Seta de Gysi modelando a orientação anterior.

4.3.2. Percurso gerado funcionalmente (FGP)

4.3.2.1. Princípio

Descrita por Meyer em 1931, esta técnica intra-oral permite o registo estático e dinâmico da cinemática das trajectórias das cúspides preparadas e do seu antagonista.

O método F.G.P. permite, com impressões sectoriais, um registo intra-oral das trajectórias dos pontos cuspais durante a função mandibular.

4.3.2.2. Indicações

-Próteses unitárias.

-Dente cúspide unitário a ser restaurado.

-Proteção de grupo.

-Orientação anterior funcional.

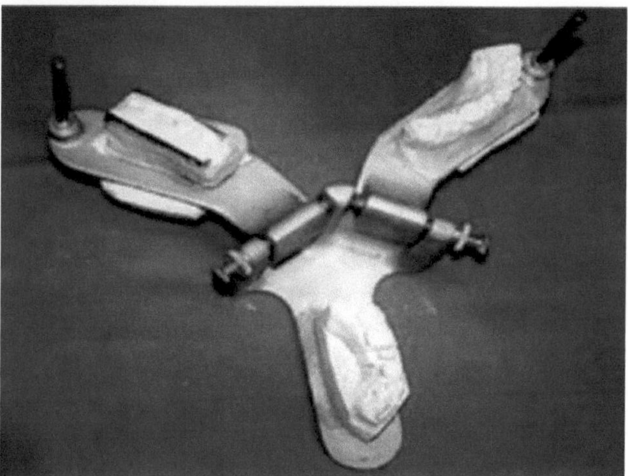

Figura 14: Oclusor de fase dupla de Hanau.

PARTE III

Registo oclusal digital

1. Fluxo de trabalho digital em prótese fixa [45, 54,63]

Em 1970, uma verdadeira revolução foi descrita com o projeto de François Duret sobre CAD/CAM (Computer-Aided Design and Manufacturing). Em 1985, a primeira coroa dentária feita por CAD/CAM foi colocada diretamente num paciente durante o congresso da Associação Dentária Francesa. Inicialmente, todos os sistemas CAD/CAM eram fechados até 2005, quando surgiram os sistemas abertos com ficheiros STL (Standard Template Library).
A partir desse momento, deixou de haver o constrangimento de produzir com os equipamentos e materiais da mesma empresa em todo o fluxo de trabalho digital.

1.1Definições

O fluxo de trabalho digital é o conjunto de ligações integradas que manipulam, processam e trocam dados analógicos e digitais. A conceção assistida por computador (CAD) e o fabrico assistido por computador (CAM) baseiam-se em três elementos:

-Aquisição de dados: através de sistemas de medição que digitalizam o dente, a arcada, os modelos, etc., e os introduzem num computador.

-CAD: Após a recolha de dados, é criado um modelo digital no ecrã para construir um projeto protético virtual semelhante ao que é feito no laboratório com cera e uma espátula quente.

-CAM: Consiste na transmissão de dados CAD a um software que controla uma máquina-ferramenta, a qual executa o trabalho através de várias técnicas (maquinagem ou estereolitografia) até à obtenção de uma prótese final.

1.2. Vários tipos de CAD/CAM [8]

-CAD/CAM direto: todas as fases de produção da prótese são realizadas no consultório dentário, começando com a moldagem digital e terminando com CAD e CAM.

-CAD/CAM semi-direto: a moldagem digital é feita no consultório, mas o CAD e o CAM são feitos no laboratório.

-CAD/CAM indireto: a moldagem convencional (alginato, silicone) é feita no consultório e depois digitalizada no laboratório.

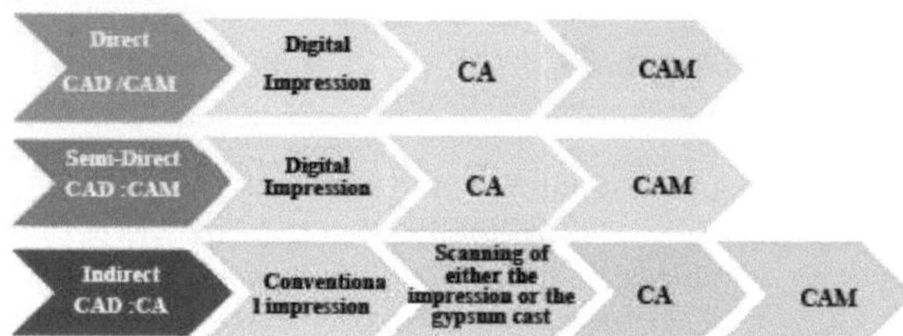

Digitalização da impressão ou do molde de gesso CA

Figura 15: Os diferentes tipos de CAD/CAM [34] [40][44]

1.3. Aquisição de dados digitais [61]

Este é o primeiro elo do fluxo de trabalho digital e é essencial para tudo o resto. Envolve a recolha do máximo de informações sobre a situação clínica para ajudar no planeamento, posicionamento de implantes ou restauração protética.

O objetivo da digitalização é transferir dados clínicos para dados digitais exploráveis num computador com o software adequado do sistema CAD/CAM, o que permite um estudo 3D abrangente e aprofundado do paciente.

A unidade de aquisição é composta por duas partes:

-O recetor: permite o registo de informações porque está em contacto com o objeto.

-O centro de digitalização: permite a conversão dos dados analógicos recolhidos pelo recetor em dados digitais. Atualmente, após a utilização de sondas mecânicas, apenas são utilizadas fontes de luz.

Atualmente, existem dois tipos de aquisições possíveis:

-Aquisição intra-oral direta.

-Aquisição indireta ou extra-oral.

1.3.1. Aquisição intra-oral ou impressão digital [11,44]

Impressão ótica intra-oral: Permite a criação de um modelo virtual tridimensional, manipulável em todas as posições, evitando os erros associados à moldagem convencional, à moldagem do modelo e à montagem num articulador mecânico.

Atualmente, estão disponíveis no mercado vários modelos de câmaras ópticas, tendo desaparecido a necessidade de pó de arroz. Algumas câmaras utilizam o princípio da triangulação em luz estruturada, onde a luz projectada sobre os dentes através de uma grelha é captada por um sensor CCD (Charged Coupled Device). A conversão do sinal analógico num sinal digital é feita por microprocessadores no corpo da câmara, tornando-a mais frágil e volumosa. Exemplos: CARESTREAM, Medit i700, TRIOS, entre outros.

Outras câmaras funcionam segundo o princípio da estereoscopia espacial. A câmara olha apenas para os dentes e a reconstrução tridimensional depende do trabalho complexo do software. Estas são as chamadas câmaras de "segunda geração" e são mais ergonómicas e menos frágeis (Fig.16). Exemplos incluem as câmaras WOW e HERON.

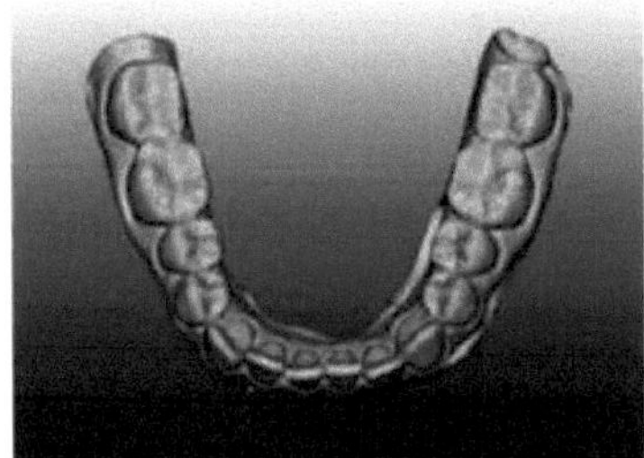

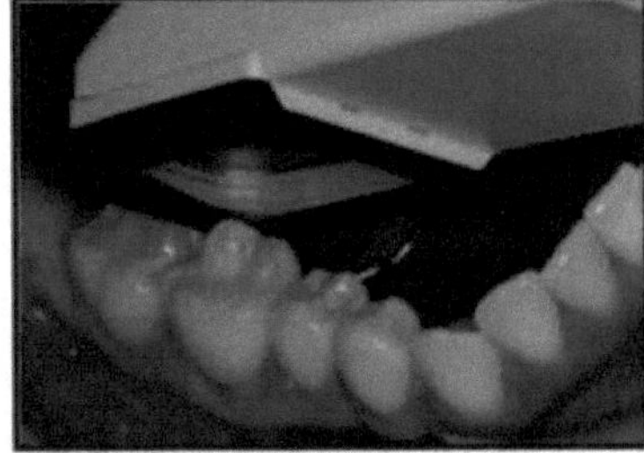

Figura 16: Modelo renderizado do maxilar digitalizado obtido pela câmara ITERO. [18]

1.3.2. Aquisição extra-oral: CAD/CAM indireto

No contexto do CAD/CAM indireto, a moldagem é feita convencionalmente através do registo da superfície. Posteriormente, o profissional verifica a ausência de bolhas de ar, distorções ou rasgões, para além de registar o perfil de emergência. Esta precisão é crucial para o futuro delineamento da margem que será efectuado pelo técnico dentário para definir o limite cervical. O processo de digitalização é extra-oral. A informação analógica (modelos de gesso) será convertida em dados digitais utilizando um scanner. (Fig.17, 18, 19 e 20)

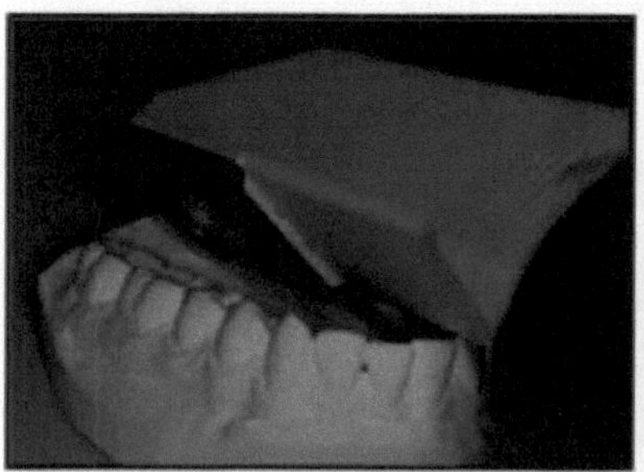
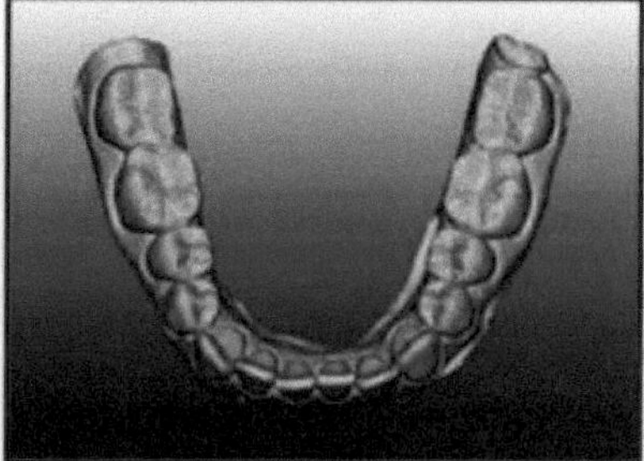

Figura 17: Scanner extra-oral: digitalização extra-oral de um molde de gesso.

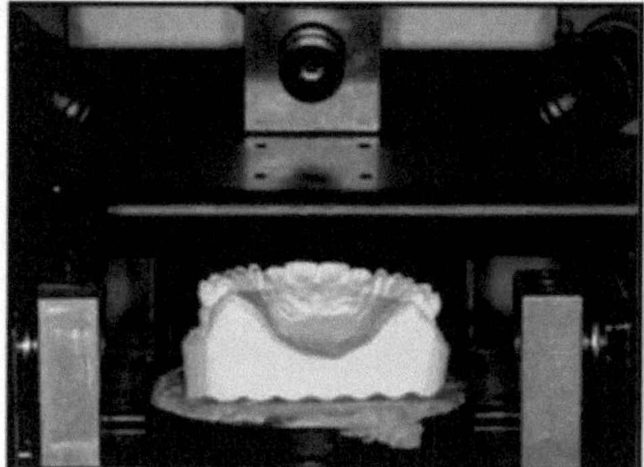

Figura 18: Scanner de mesa.

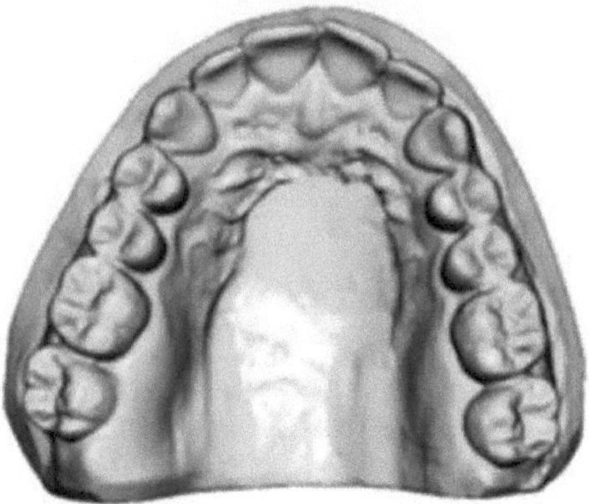

Figura 19: Digitalização de um modelo de gesso com o scanner D250.

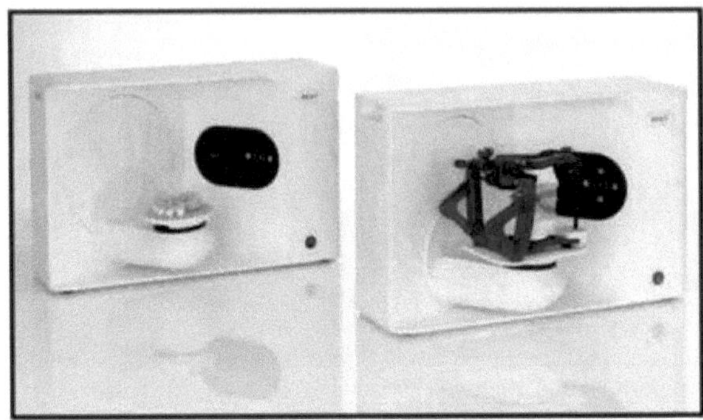

Figura 20: Scanner de mesa Medit®, várias opções de digitalização (modelos ou articuladores).

2. Gestão oclusal digital

Atualmente, os dentistas estão cada vez mais interessados nas tecnologias digitais. A medicina dentária digital já não se limita à conceção de restaurações parciais, coroas unitárias ou pequenas pontes. Atualmente, as situações mais complexas podem ser geridas através de um fluxo de trabalho totalmente digital, daí a necessidade de transferir relatórios oclusais para o laboratório dentário como parte do fluxo de trabalho digital. Dada a diversidade de sistemas CAD/CAM, opções de software e scanners intra-orais, podemos falar de uma verdadeira estratégia de "adaptação" que o técnico de prótese dentária e o médico dentista desenvolvem em conjunto. Neste trabalho, apresentaremos algumas estratégias que podem ser adoptadas nas fases de diagnóstico e terapêutica.

2.1. Registo da oclusão estática : Contribuição da tecnologia digital :

Estas técnicas utilizam impressões ópticas. É de notar que a qualidade dos modelos gerados por esta impressão deve ser verificada, uma vez que qualquer distorção dos modelos afectará a reprodução da oclusão.

2.1.1. Elementos de controlo de qualidade dos modelos virtuais

A validação do modelo virtual é efectuada visualmente pelo profissional em comparação imediata com a realidade clínica. Para além disso, o software de aquisição inclui funções para auxiliar o profissional na validação da impressão obtida, bem como funções para retocar ou realçar áreas de interesse. Assim, o software de aquisição permite a visualização de áreas com falta de informação através de sinalização colorida e permite ao utilizador voltar à aquisição dessas áreas para além das já obtidas. A ferramenta computacional também permite verificar se os preparos dentários deixam altura suficiente para a prótese, dependendo das restaurações escolhidas. Caso contrário, as deficiências de espaço são assinaladas e o sistema oferece a possibilidade de retoques clínicos precisos e imediatos por parte do profissional antes de voltar a efetuar a impressão ótica e enviar a digitalização.

A impressão ótica oferece ao médico dentista a possibilidade de controlar a qualidade do encaixe. Isto é feito através da objetivação da quantidade de espaço entre os dentes em vistas transversais. No entanto, o ligamento periodontal permite uma impactação do dente no seu alvéolo de cerca de 50 um para cada dente, portanto 100gm para dois dentes antagónicos. Esta distância pode ser tolerada se for encontrada entre as duas arcadas. Não é necessariamente um sinal de erro e pode ser aumentada em caso de mobilidade ou de doença periodontal.

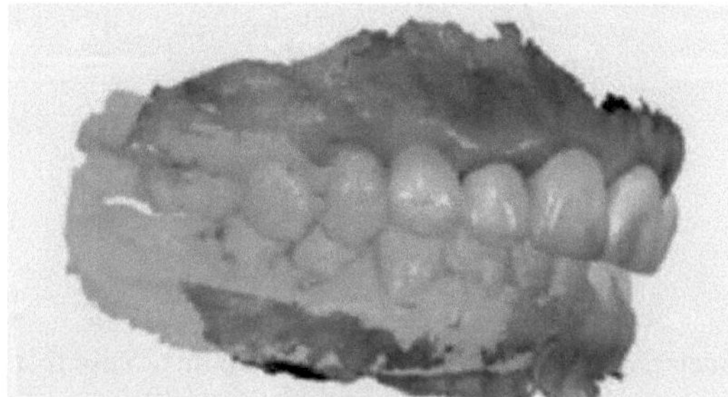

Figura 21: As zonas azuis indicam as superfícies que permitiram a oclusão dos dois arcos.

2.1.2. Análise Geométrica

A análise geométrica baseia-se numa análise morfológica dos dentes circundantes para construir a anatomia oclusal do elemento protético. Por exemplo, no caso de um inlay em que restam apenas algumas paredes, o software encarrega-se de restaurar a parte em falta. (Fig.23 para Fig.28)

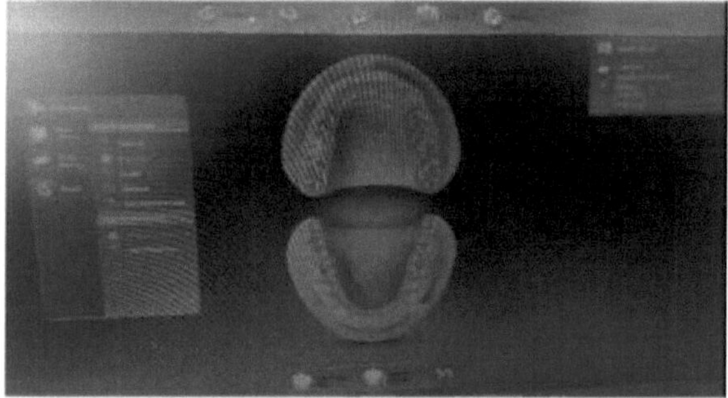

Figura 22: Modelos digitais (Departamento de prótese fixa de Monastir)

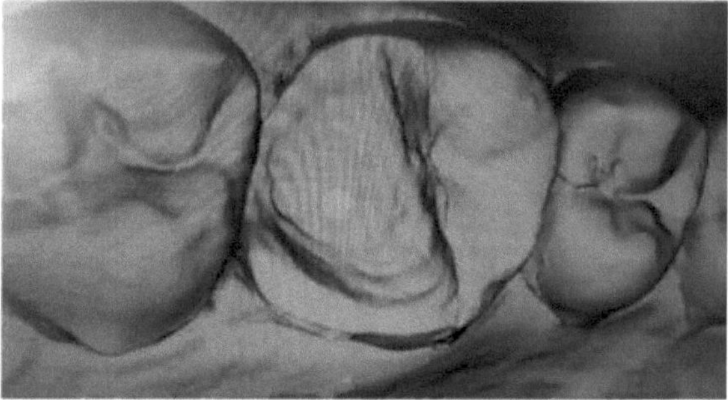

Figura 23: Traçado dos limites da preparação (Departamento de prótese fixa de Monastir)

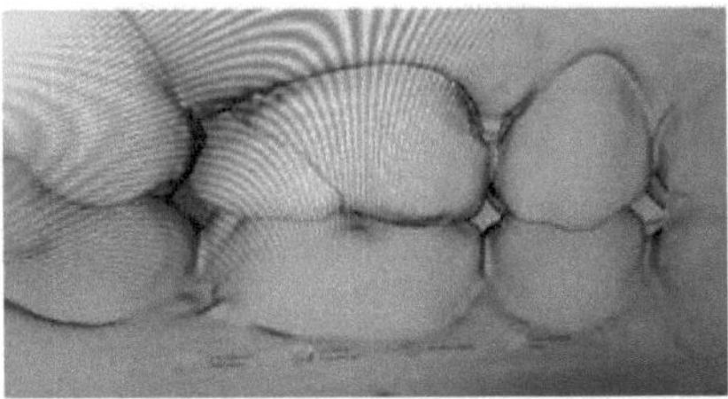

Figura 24: Modelação da restauração (Departamento de prótese fixa de Monastir)

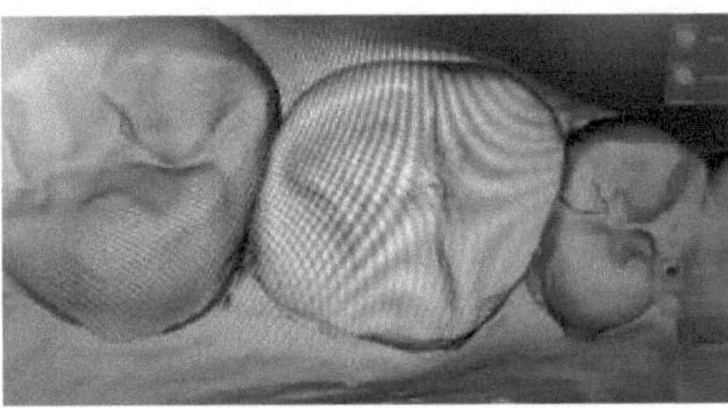

Figura 25: Modelação da superfície oclusal (Departamento de prótese fixa de Monastir)

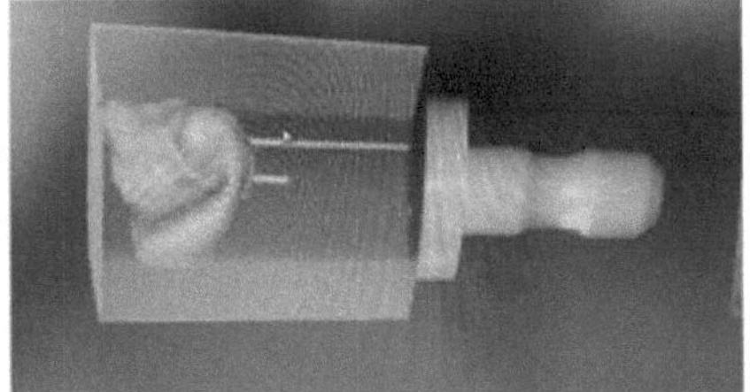

Figura 26: Projeto de restauração (Departamento de prótese fixa de Monastir)

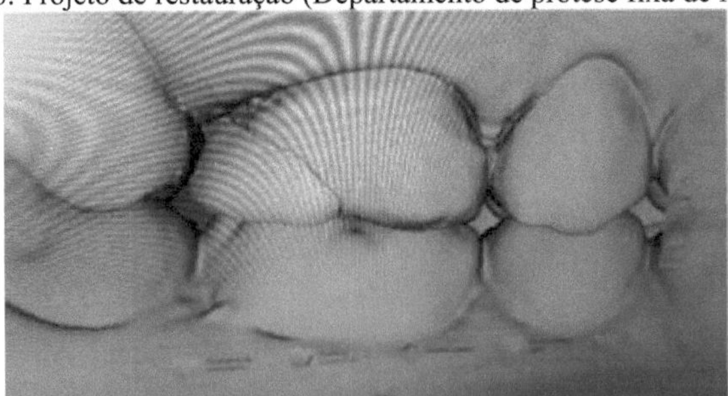

Figura 24: Modelação da restauração (Departamento de prótese fixa de Monastir)

2.1.3. Registo oclusal da mordida:

O antagonista deixa uma impressão no material plástico, que pode ser silicone oclusal ou cera Moyco®, detectada através de aquisição ótica e, posteriormente, o software recria o negativo detectado na impressão. (Fig.27 e 28)

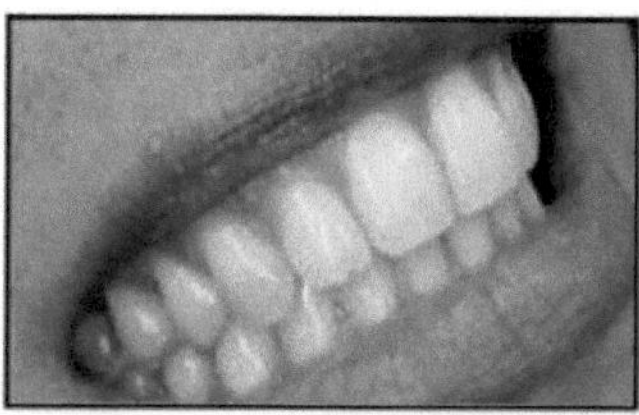

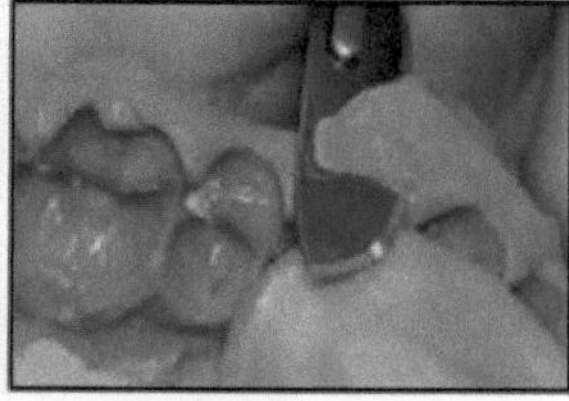

Figura 27: Registo oclusal da mordida. [81] Figura 28: Ajuste oclusal da mordida. [81]

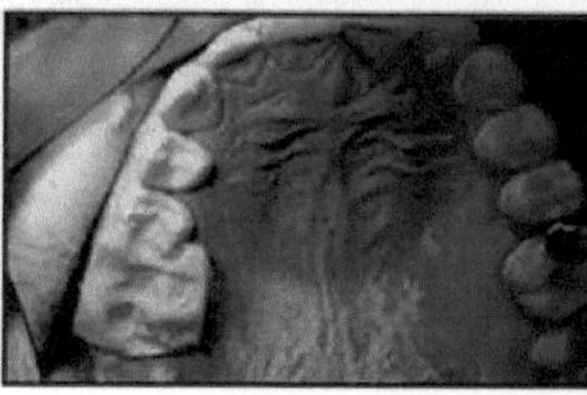

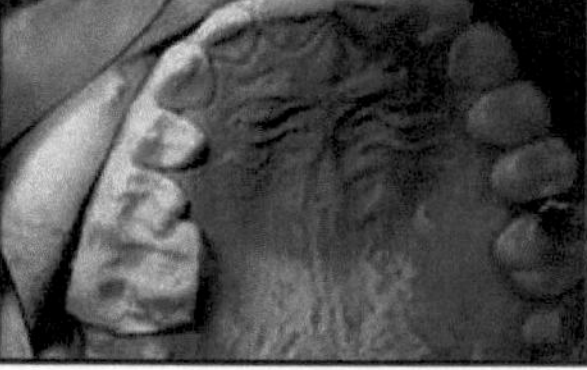

Figura 29: Impressão oclusal da mordida. [15] Figura 30: Impressão oclusal da mordida. [15]

2.1.4. Exame vestibular [44]

Considerado como o mais fácil e mais comummente utilizado, requer:

-Uma impressão do segmento a restaurar.

-Uma impressão ótica do sector antagonista.

-Finalmente, uma impressão oclusal vestibular de ambos os sectores. Finalmente, os dois modelos são coordenados. Esta impressão vestibular será a referência para a oclusão.

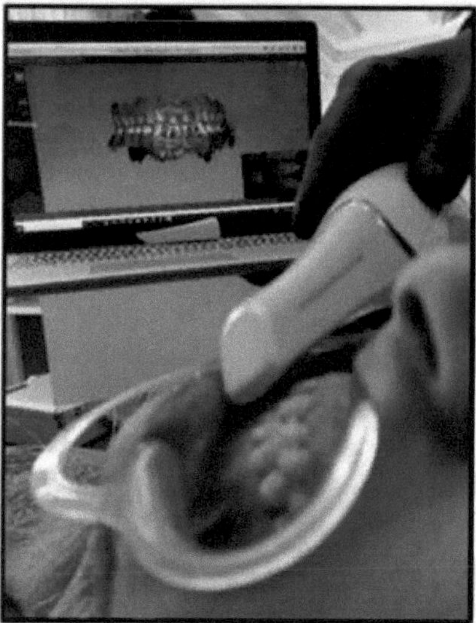

Figura 31: Impressão ótica para facetas de cerâmica (Serviço de Medicina Dentária de Monastir).

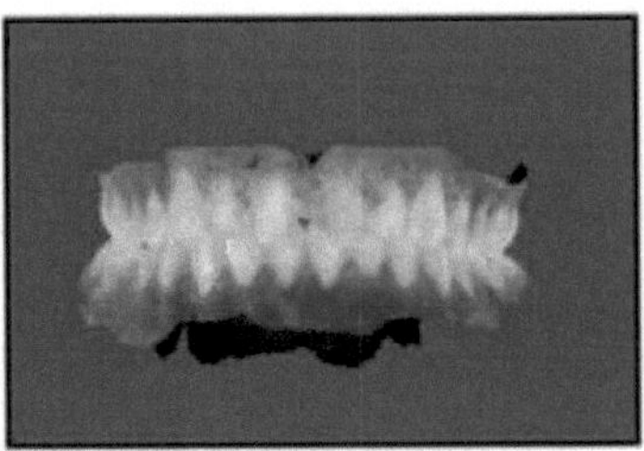

Figura 32: Ficheiro de exame vestibular em oclusão.

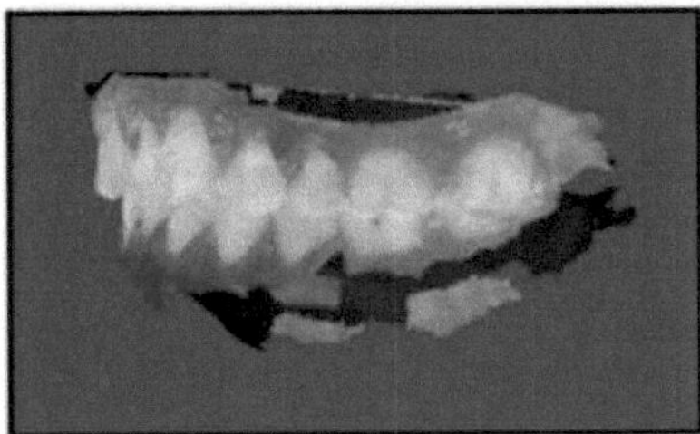

Figura 33: Ficheiro de exame vestibular em oclusão do lado esquerdo.

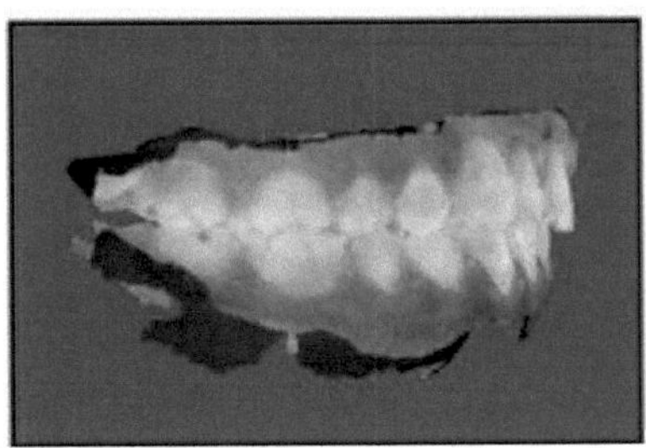

Figura 34: Exames vestibulares em oclusão do lado direito (Serviço Comum de Dentisteria Protética de Monastir).

2.1.5. FGP (Functionally Generated Path) [3, 40, 21,24]

Seguindo o mesmo princípio que o registo oclusal convencional FGP, a construção protética é concebida tendo em conta as vias funcionais, o que melhora a anatomia oclusal.

2.1.5.1. Indicação

-Próteses unitárias.

-Próteses plurais fixas posteriores de pequena extensão.

-Morfologia oclusal correta e oclusão funcional não modificada por preparações.

-A orientação interior e a proteção do grupo estão presentes; estas últimas são condições obrigatórias para registar os movimentos laterais.

2.1.5.2. Protocolo

Inicialmente, o dentista cria um indicador oclusal estático de cera. De seguida, o indicador de cera é colocado entre as arcadas e é pedido ao doente que efectue movimentos laterais, protrusivos e retrusivos. Em seguida, é efectuado um registo ótico com a câmara. O negativo obtido como mordida permite ao software reconstruir a morfologia oclusal do dente antagonista. Um segundo registo consiste em "guiar caminhos" com a cera colocada entre as arcadas, e o paciente é novamente solicitado a efetuar movimentos mandibulares. Uma nova moldagem é realizada, dando origem à "mesa FGP": a projeção dos pontos de contacto do OIM sobre esta mesa e a eliminação das interferências funcionais são possibilitadas pela localização deste registo digital chave no OIM. (Fig.39)

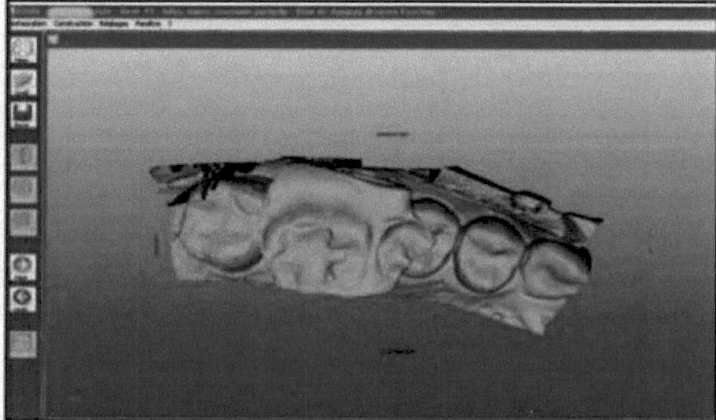

Figura 35: Impressão ótica da deformação deixada pelo dente antagonista no material e feita em oclusão estática [24].

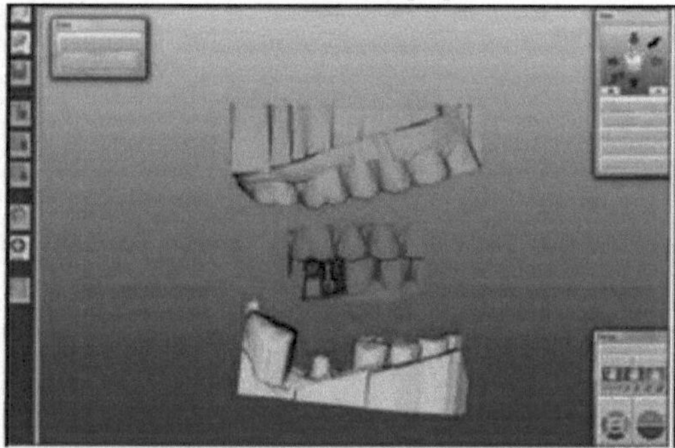

Figura 36: Impressão vestibular necessária para confrontar os modelos antagonistas. [24]

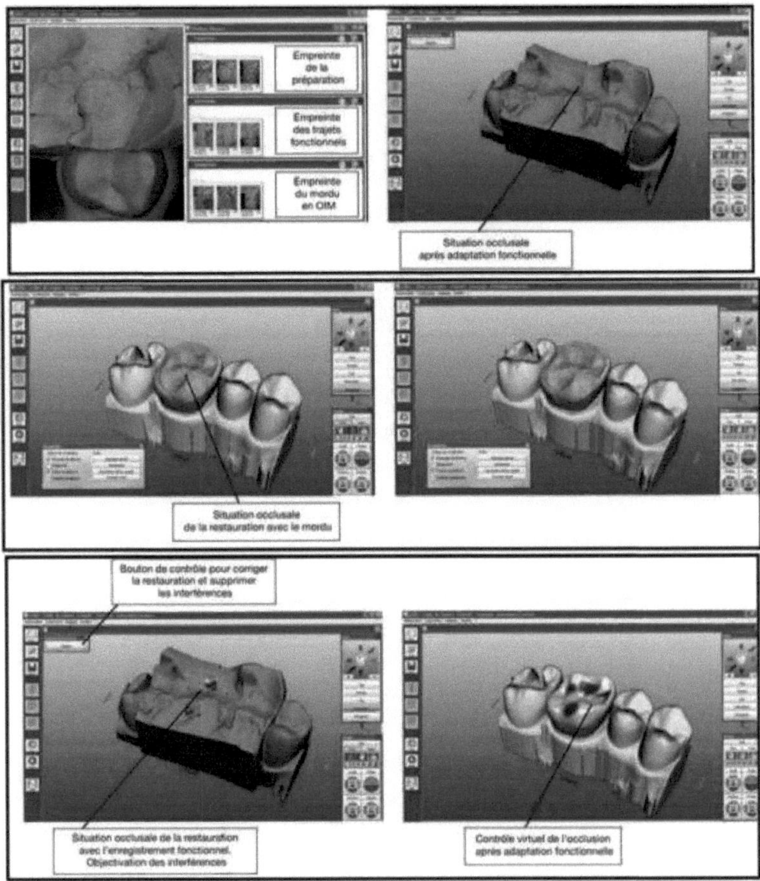

Figura 37: Diferentes sequências de FGP na CFAO [24]

2.3. Oclusão por substituição ou correspondência cruzada [24][44]

Esta técnica consiste em ocluir um modelo substituindo-o por outro sem refazer o exame vestibular. Utiliza a técnica de "matching". É necessário manter elementos de correlação idênticos entre as duas arcadas, que podem ser dentes ou scanbodies (dispositivos utilizados durante a digitalização para localizar a conexão do implante na arcada). (Fig.38) Obtém-se um modelo de trabalho, que é primeiro sobreposto no software da câmara e depois, no laboratório, diretamente no software CAD. O processo envolve a obtenção de impressões ópticas de modelos pré-operatórios, que são depois reabertos. Inicialmente, o modelo pré-operatório deve ser duplicado e os preparos são delineados, seguidos de uma impressão dos preparos.

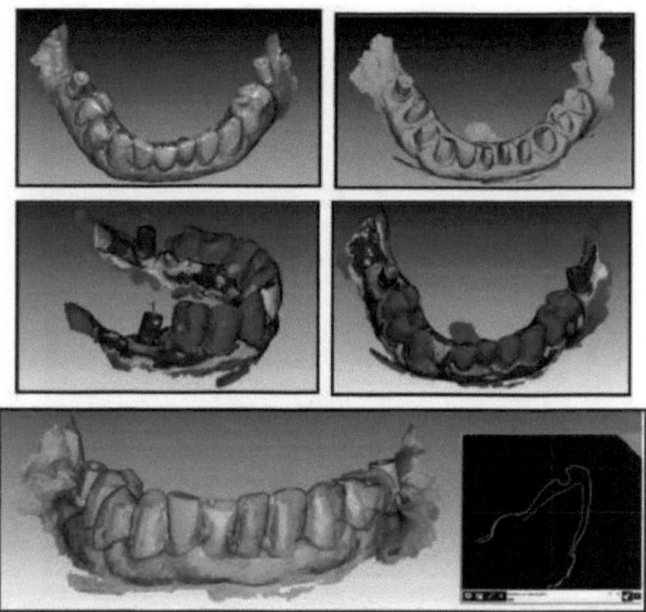

Figura 38: Resultado da sobreposição de modelos e controlo visual do posicionamento dos modelos. [44]

2.3.1. Copiar/colar oclusão

Depois de o dentista e o paciente validarem funcionalmente o modelo de dente provisório e os modelos de preparação na boca, o conjunto completo é enviado para o laboratório.

2.3.2. Oclusão por Inversão [12]

Esta técnica é utilizada principalmente em próteses completas, em que os modelos de arcadas edêntulas são obtidos através da digitalização do entalhe de uma impressão ou de uma "configuração de oclusão", ou através da digitalização do entalhe de uma prótese completa existente com revestimento e também de toda a configuração com os bordos ou dentes protéticos.

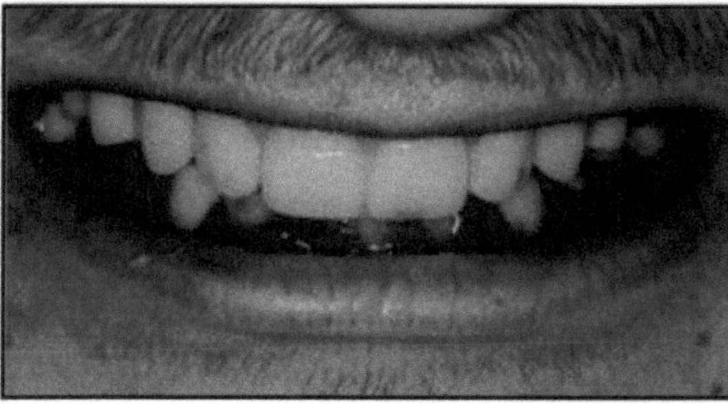

Figura 39: Moldagens funcionais efectuadas com poliéter aos níveis maxilar e mandibular. [12]

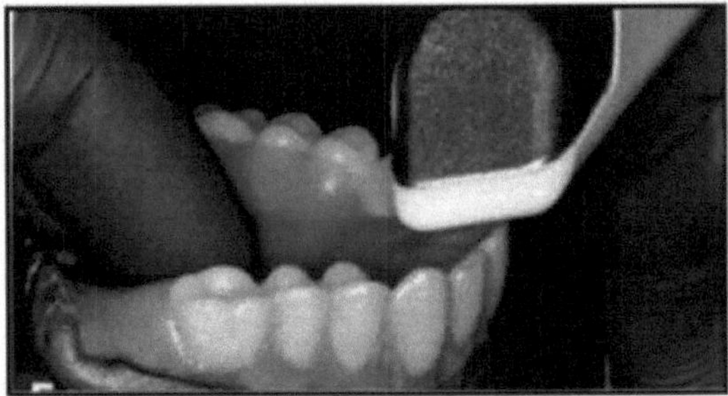

Figura 40: Digitalização do entalhe de ambas as dentaduras. [12]

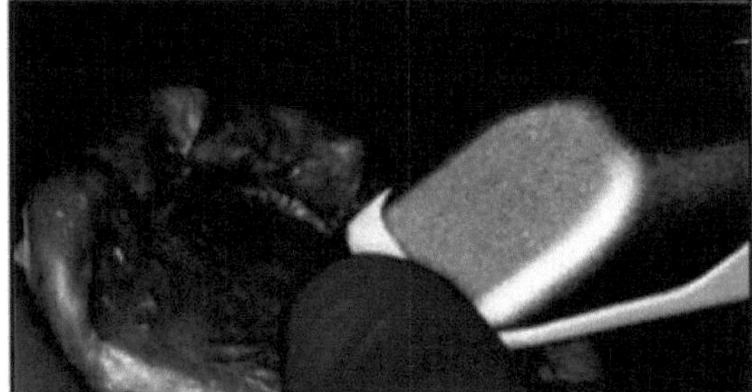

Figura 41: Digitalização do entalhe. [12]

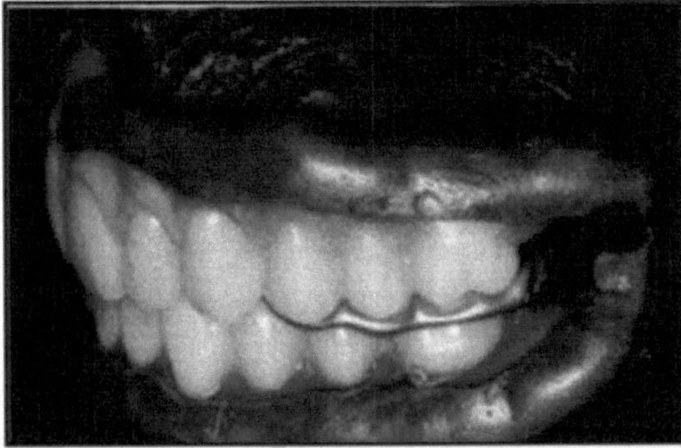

Figura 42: Registo das relações oclusais com cera ALLUWAX® na boca antes da digitalização com a mesma câmara ótica. [12]

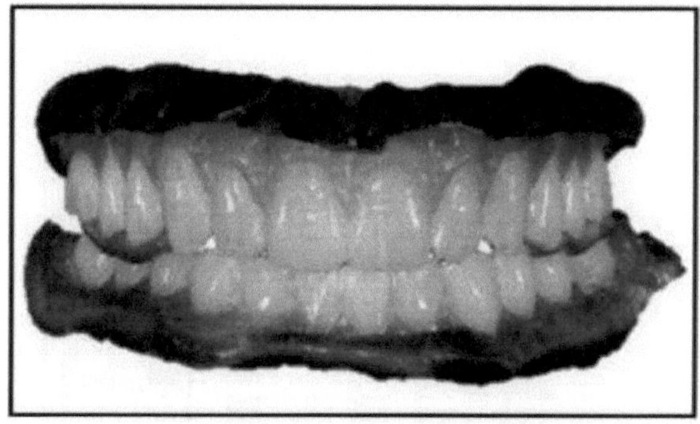

Figura 43: Captura de ecrã de próteses ocluídas após digitalização. [12]

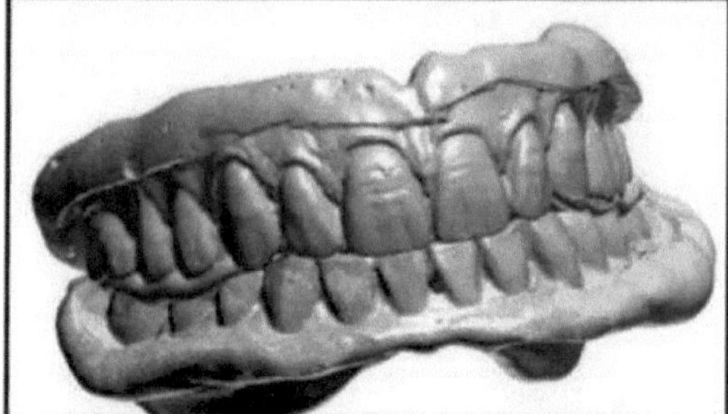

Figura 44: Visualização de próteses digitalizadas. [12]

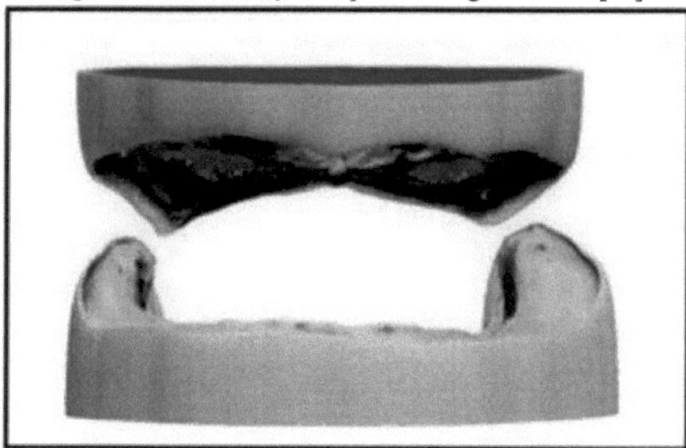

Figura 45: Modelos ocluídos gerados a partir de impressões protéticas. [12]

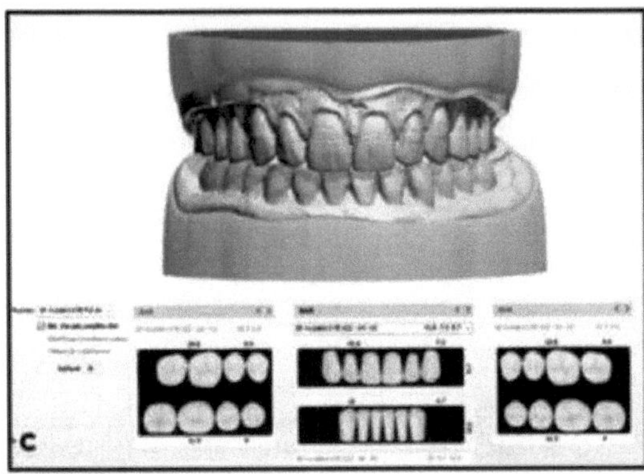

Figura 46: Seleção de dentes protéticos através do rastreio de próteses de transição digitalizadas. [12]

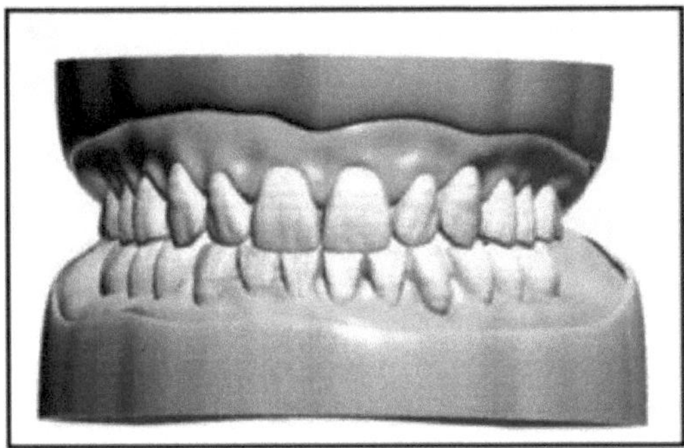

Figura 47: Projeto final. [12]

3. Registo da oclusão dinâmica: Contribuição da tecnologia digital

3.1. Articuladores virtuais [22]

Por definição, trata-se de um módulo integrado num software que permite a simulação da cinemática mandibular. Permite igualmente, em próteses fixas implanto-suportadas ou dento-suportadas, reproduzir a morfologia oclusal de todas as situações clínicas respeitando os imperativos oclusais, conceber guias de implantes radiológicos e cirúrgicos por CAD, realizar próteses e talas oclusais. Pode reproduzir com precisão os contactos oclusais estáticos e dinâmicos como um articulador mecânico.

Existem dois tipos:

-Articuladores matemáticos

-Articuladores totalmente adaptáveis.

3.1.1. Articulador matemático [68,71]

3.1.1.1. Princípio do Articulador Virtual Matemático [27,72]

Os articuladores matemáticos permitem a reprodução matemática dos movimentos mandibulares. Este dispositivo é comparável a um articulador mecânico adaptável ou semi-adaptável. É totalmente ajustável e requer definições de ajuste adicionais para reproduzir a centricidade, a orientação e a centralização.

Esta ferramenta reproduz os movimentos mandibulares como um articulador mecânico adaptável ou semi-adaptável de segunda geração

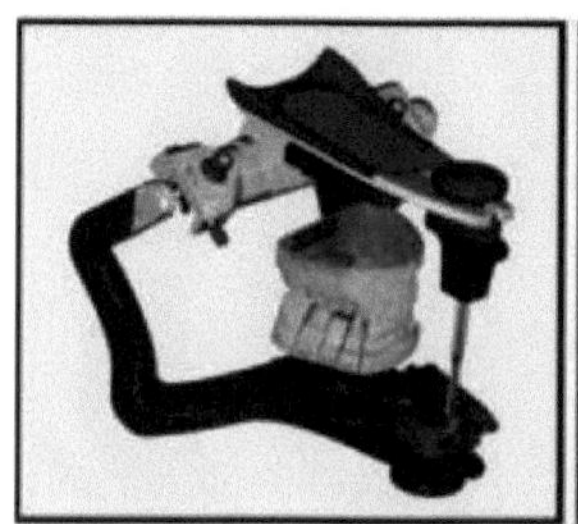
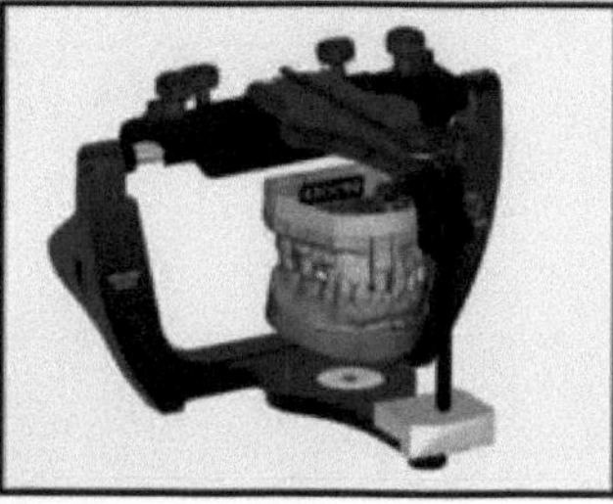
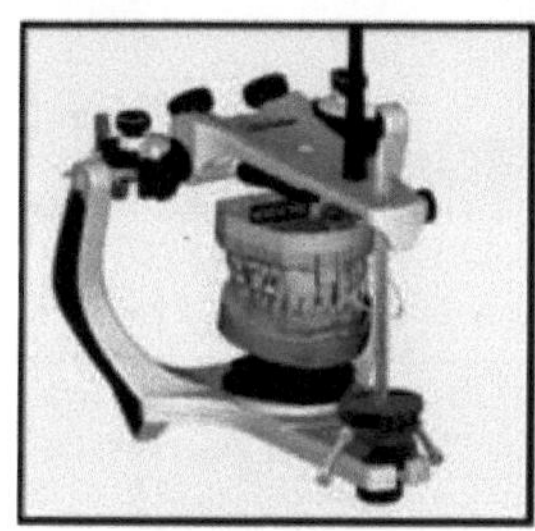

Figura 48: Avatares de articuladores virtuais: Aparência no ecrã de três modelos de articuladores no software
software Exocad®. [60]

Para o articulador virtual matemático, o modelo é posicionado de acordo com: Mesa de montagem padronizada ou personalizada, que é usada quando se trata de pequenas restaurações e quando a orientação e o plano oclusal são reservados. Em casos mais complexos, é geralmente utilizada uma montagem dupla.

3.1.1.2. Montagem de acordo com uma tabela normalizada ou montagem arbitrária [9]

Os arcos digitalizados são colocados arbitrariamente no articulador virtual da mesma forma que a montagem arbitrária na sua contraparte mecânica.

O posicionamento do maxilar e do plano oclusal é efectuado numa mesa de montagem virtual com base num valor médio. A mesa de montagem tem as mesmas caraterísticas que a sua contraparte mecânica, com uma orientação de 10° em relação ao plano de Frankfurt. (Fig.50 a fig.54)

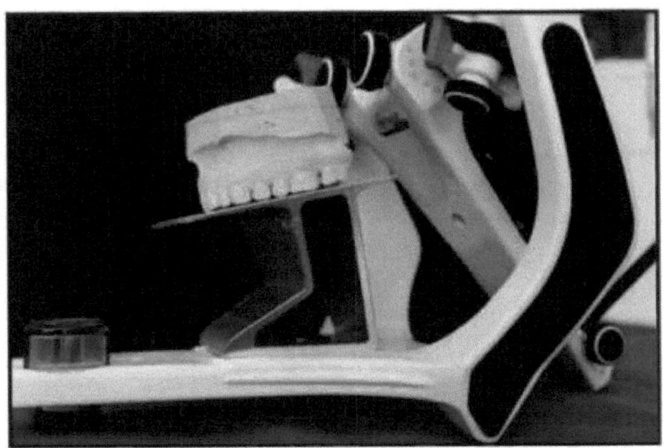

Figura 49: Mesa de montagem clássica orientada 10° em relação ao plano de Frankfurt - Serviço Comum de Dentisteria Protética de Monastir)

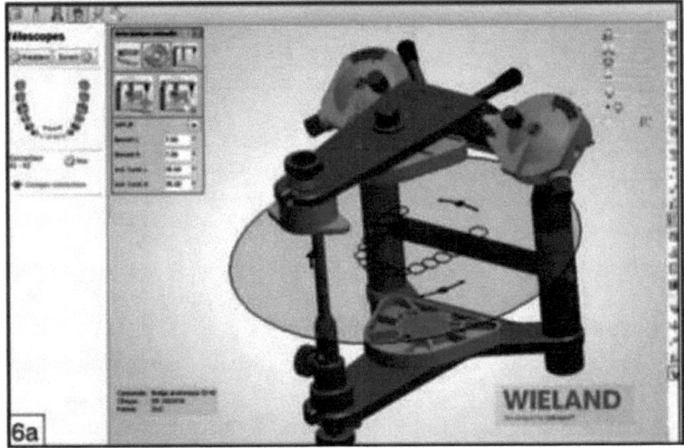

Figura 50: Articulador virtual SAM com a sua mesa de montagem orientada a 10° relativamente ao plano de Frankfurt. [42]

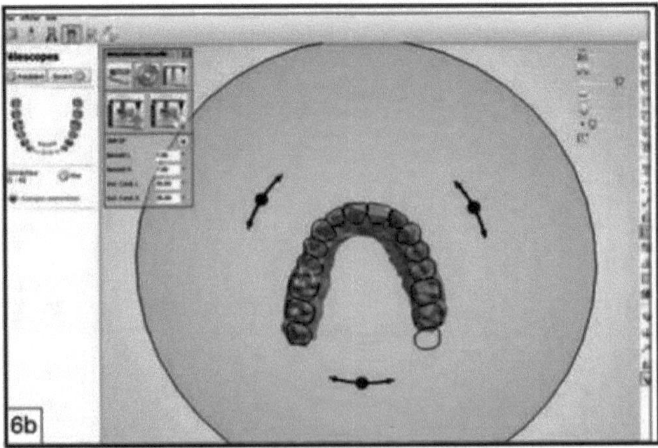

Figura 51: Posicionamento do modelo maxilar na referência da mesa [24]

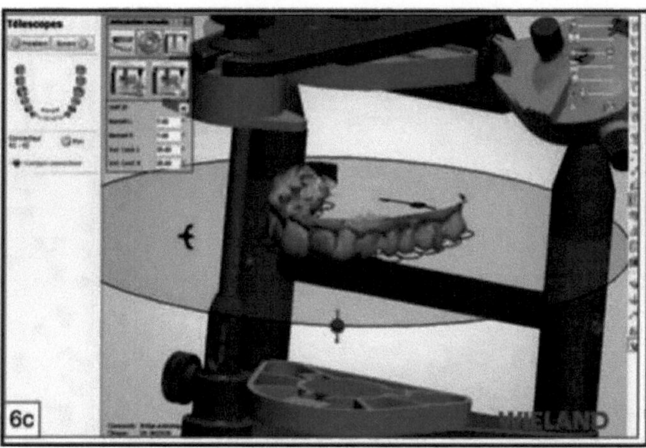

Figura 52: Ajuste do articulador [24]

3.1.1.3. Mesa de montagem personalizada

Este tipo de montagem foi encontrado pela primeira vez na versão 4.2 do software CEREC® no articulador virtual. O software CEREC permite um acesso muito simples a esta ferramenta e a modificação de cada parâmetro com um estilete. Isto permite posicionar os modelos no articulador para representar a posição anatómica do paciente. A posição dos côndilos é tida em conta nestes diferentes separadores. O articulador virtual pode ser considerado como um articulador totalmente adaptável. O software pode assim modelar peças protéticas, tendo em conta a análise morfológica dos dentes circundantes, a articulação, e propor diferentes contactos durante a oclusão estática e dinâmica. Para melhorar a anatomia oclusal e a integração de futuras restaurações, o profissional pode utilizar um axiógrafo (ou ceras de propulsão/dedução) para registar os valores angulares necessários para programar a caixa condilar do articulador virtual[25], que será, no software CAD, o avatar digital da sua contraparte mecânica.

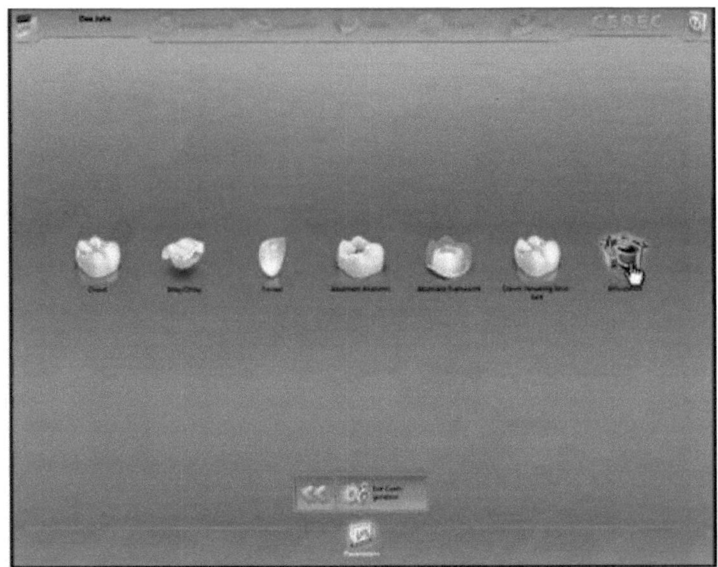

Figura 53: Seleção do módulo "articulador" no software [28]

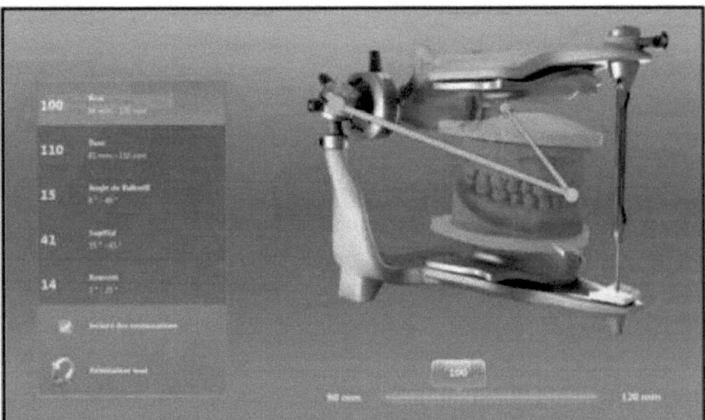

Figura 54: Articulador virtual do CEREC que enumera os diferentes factores determinantes da oclusão [28]

A primeira medida é chamada de "Braço". Corresponde ao lado do triângulo de Bonwill, ou seja, a distância entre o ponto de contacto centrado dos incisivos mandibulares e o centro do côndilo. Permite o posicionamento anteroposterior das arcadas em relação aos determinantes articulares posteriores.

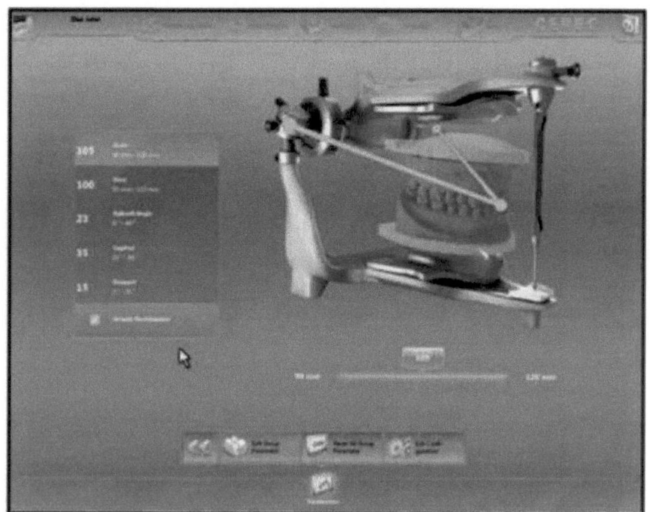

Figura 55: O valor médio do "Braço" é de 105 mm. [28]

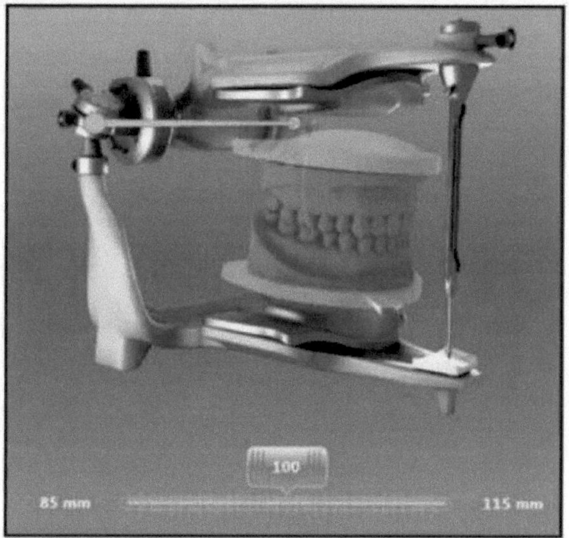

Figura 56: O valor médio da base é a distância intercondilar.

O segundo valor a registar é a "Base". É igual à distância intercondilar. A medida chamada "Sagital" corresponde à inclinação da trajetória condilar no plano sagital (a inclinação condilar).

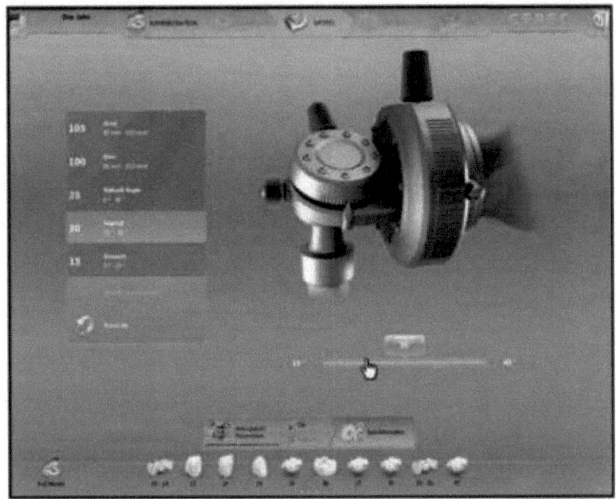

Figura 57: O valor médio da inclinação do côndilo é de 35°. [28]

Por fim, o "ângulo de Bennett" é medido no lado do côndilo que não está a trabalhar ou que está a orbitar durante os movimentos laterais.

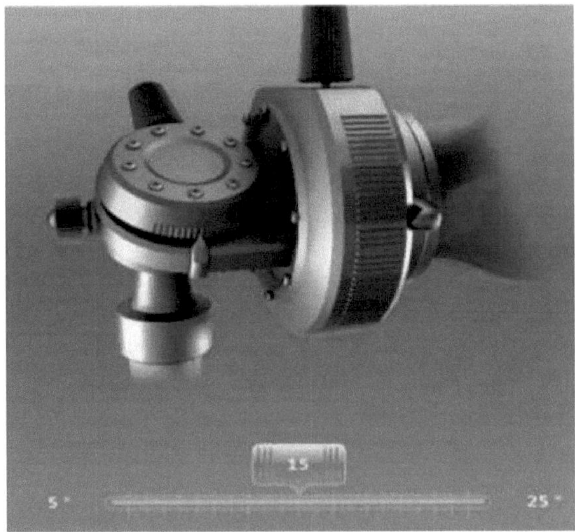

Figura 58: O valor médio do ângulo de Bennett é de 15°. [28]

3.1.1.4. Montagem dupla física/virtual [25]

Esta montagem é necessária para o edentulismo extenso, na ausência de orientação, ou em contextos oclusais complexos. Neste caso, o técnico de laboratório utiliza um dispositivo de transferência: a calibração no scanner e o software do articulador mecânico escolhido são efectuados para integrar virtualmente as caraterísticas do sistema de simulação. Isto implica duas etapas: a primeira é uma verdadeira montagem do articulador com um arco facial para posicionar os dois modelos em relação ao eixo da charneira. Os dois modelos físicos das arcadas dentárias podem ser obtidos através do método convencional clássico (moldagem e depois modelação) ou por impressão ótica (por estereolitografia ou fresagem).

A segunda etapa é a digitalização destes modelos. A digitalização será então transferida para um articulador matemático que tem a vantagem de permitir uma produção precisa da cinemática mandibular. O técnico seleciona então um modelo de articulador no ecrã de acordo com o modelo enviado pelo dentista (SAM, DENAR...). O técnico, dependendo do sistema com o qual trabalha, tem duas maneiras de efetuar esta montagem dupla:

Montagem dupla com digitalização do articulador: neste caso, o software CAD dispõe de uma "arthroque" (biblioteca de articuladores) que contém a maior parte dos simuladores existentes no mercado, a partir da qual se deve escolher o tipo de articulador utilizado. Neste cenário, os modelos são digitalizados individualmente e, em seguida, o articulador com os modelos é colocado inteiramente no scanner. (Fig.59)

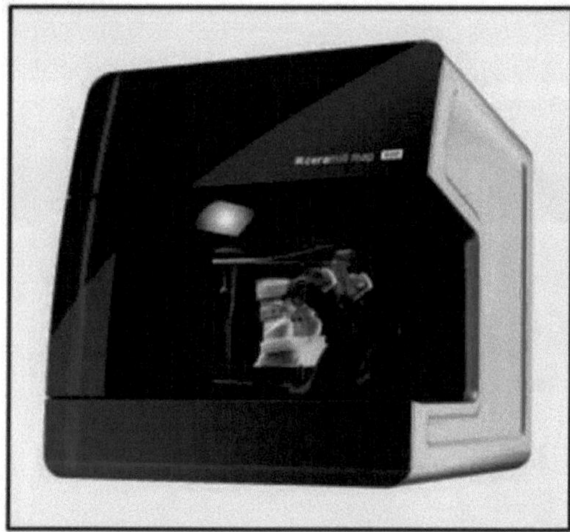

Figura 59: Scanner de mesa de laboratório Ceramill map 600 [66]

Montagem dupla com a utilização do dispositivo de transferência: A calibração do scanner e do software do articulador mecânico escolhido é efectuada de modo a integrar virtualmente as caraterísticas do sistema de simulação (figuras: nº 55 a nº 60).

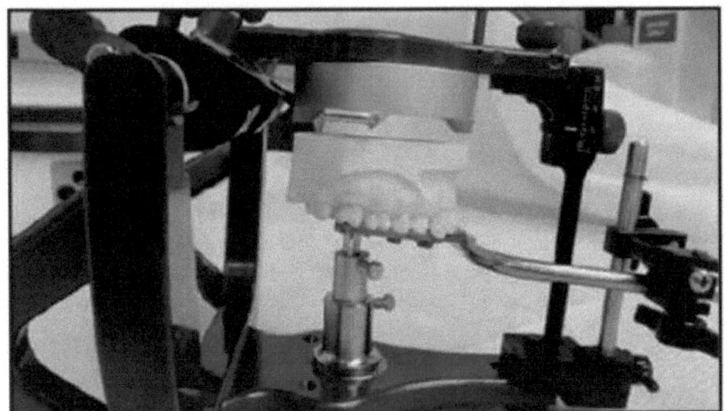

Figura 60: Montagem do modelo maxilar utilizando um arco facial. [50]

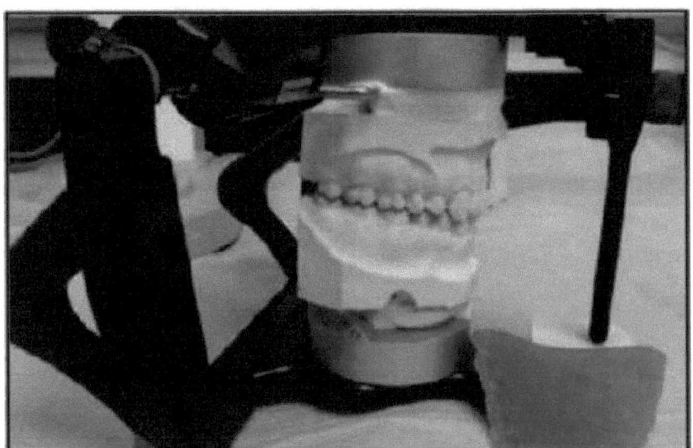

Figura 61: Montagem de ambos os modelos no articulador. [50]

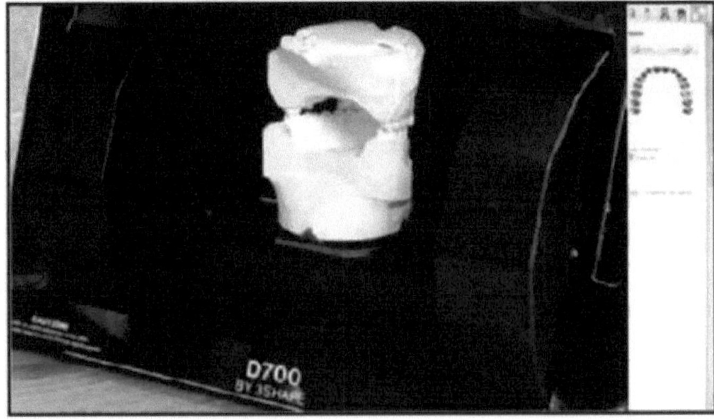

Figura 62: Digitalização dos dois modelos montados utilizando um tabuleiro específico. [50]

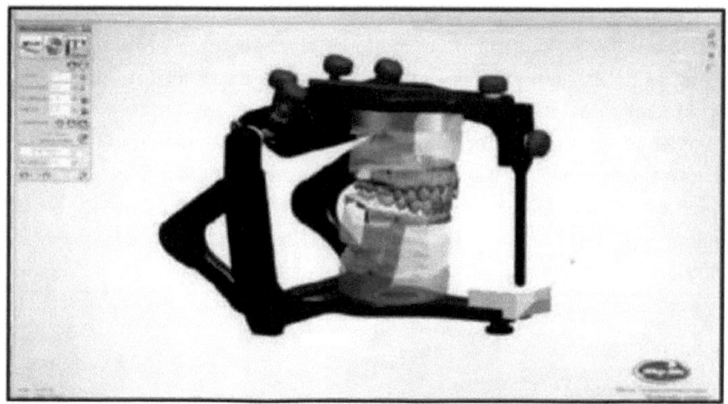

Figura 63: O scanner contém uma plataforma correspondente à geometria dos tabuleiros especiais, resultando numa montagem precisa no articulador virtual. [42]

Atualmente, a empresa alemã SAM apresentou na IDS 2021 o primeiro e único arco facial digital do mercado: o "AXIOPRISA". Fig.66 É um sistema de arco de transferência digital que combina hardware e software utilizando um scanner intra-oral e um arco facial convencional modificado, que completa a lacuna no fluxo de trabalho digital.

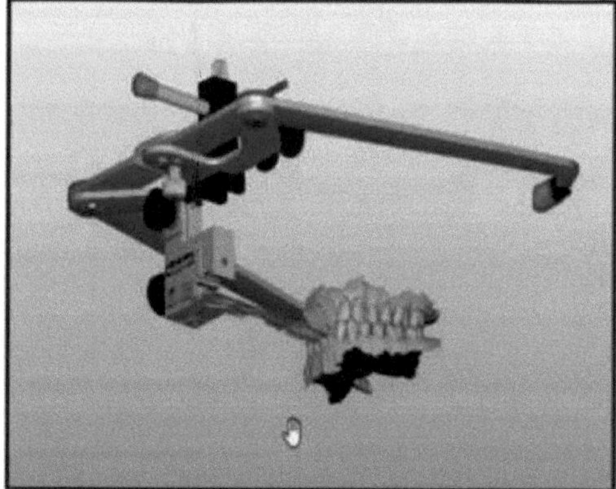

Figura 64: Arco facial virtual Axioprisa.

Limites do articulador matemático: O articulador virtual matemático apresenta as mesmas limitações que o articulador semi-adaptável. Este dispositivo não permite obter movimentos individualizados do paciente.

3.1.2. Articulador totalmente adaptável [14,19]

Estes articuladores oferecem a possibilidade de registar e reproduzir movimentos precisos da mandíbula através de um sistema de registo eletrónico denominado "Jaw Motion Analyzer" (JMA). Este sistema foi descrito pela primeira vez por Gartner e Kordass em 2003. Este sistema é composto por uma unidade de base, um sensor de mandíbula inferior, um arco de cabeça, uma forquilha de mordida e um sensor de estilete [4]. [4] O arco para a cabeça tem oito microfones ultra-sónicos que emitem impulsos contínuos. A distância entre o microfone emissor e o microfone recetor é calculada utilizando o método de triangulação para determinar a localização da mandíbula. [25]

Com o software instalado e o dispositivo ligado ao computador, o profissional deve colocar a forquilha de mordida entre as duas arcadas e a botoeira na cabeça do paciente, juntamente com o suporte facial no nariz (fig. 67).

Um sensor stylus é apontado para as ATMs. O sensor da mandíbula deve ser ligado à forquilha de mordida. O aparelho seguirá então o movimento mandibular.

Estes movimentos serão convertidos em números para a programação de articuladores totalmente adaptáveis, tais como: KaVo Protarevo7 (KaVo Dental GmbH), SAM2 Aartex CR, ou Stratos 300.

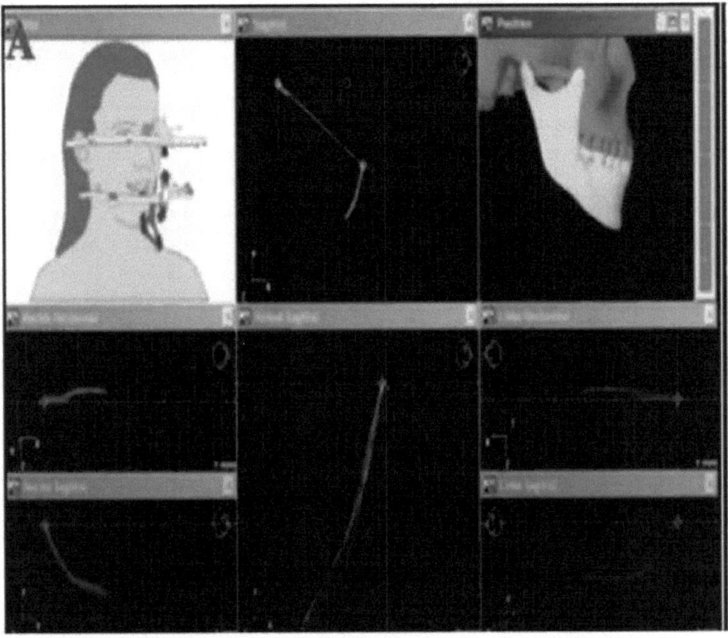

Figura 65: Analisador de movimento da mandíbula de primeira geração [37]

O software calcula e visualiza os contactos estáticos e dinâmicos. É utilizado na conceção e correção de superfícies oclusais. O articulador virtual de Kordass e Gartner tem três janelas: (fig.68)

-Janela de renderização: apresenta os dois maxilares durante a cinemática mandibular.

-Janela de oclusão: apresenta janelas estáticas e dinâmicas.

-Janela das articulações: uma janela mais pequena mostra os movimentos das articulações temporomandibulares numa vista sagital e transversal.

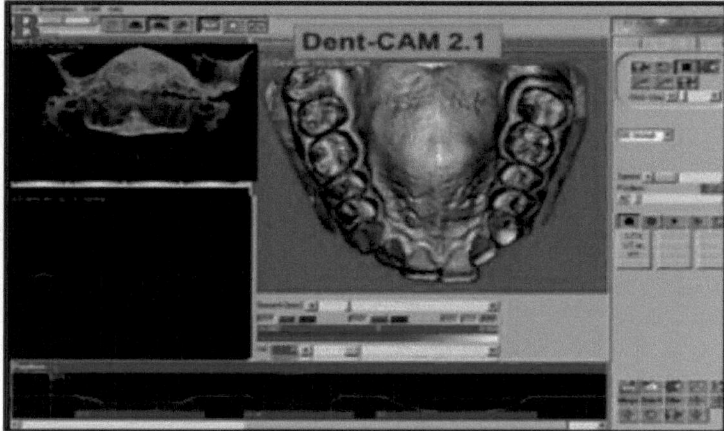

Figura 66: Diferentes janelas de análise [37]

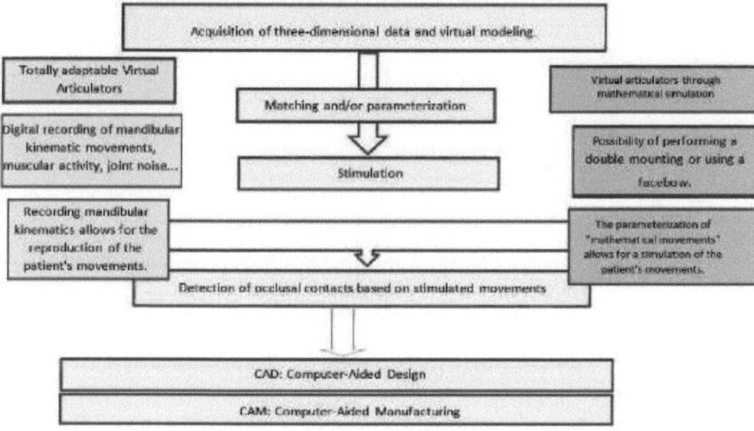

Figura 67: Diagrama sumário do funcionamento dos articuladores virtuais

3.1.3. Contribuição do articulador virtual [21, 26,73]

-Análise das condições de oclusão e de articulação estáticas e dinâmicas.

-Vantagens proporcionadas pelas impressões ópticas: economia de tempo, comunicação mais eficaz e mais rápida com o técnico.

-Permite a exploração de detalhes oclusais funcionais através da navegação e ampliação das superfícies oclusais.

-Estudos precisos dos padrões de movimento oclusal e da sua relação com os factores determinantes da articulação (por exemplo, ângulo de Bennett e inclinação condilar).

-Desenho digital do sorriso.

-Planeamento de implantes assistido por computador e planeamento digital de cirurgia maxilofacial.

-O código de cores permite a simulação de pontos de contacto estáticos e dinâmicos e identifica rapidamente as sobremordidas.

-Possibilidade de visualizar os contactos oclusais em tempo real e evitar imprecisões devido à articulação do papel durante o ajuste ou no laboratório.

3.2. Sistemas de registo da cinemática mandibular

Os sistemas de registo da cinemática da mandíbula eram anteriormente dedicados apenas à programação do articulador e ao estudo da cinemática da mandíbula. Atualmente, os movimentos registados podem ser transferidos diretamente para modelos 3D das arcadas dentárias. Vários sistemas oferecem esta capacidade de "rastreamento da mandíbula" ou "captura de movimento".

3.2.1. Câmara ótica

O sistema "3Shape Trios patient-specific motion" é o único dispositivo disponível no mercado. Esta técnica de aquisição de movimento é incorporada num modelo de câmara Trios. A arcada dentária é animada por uma sucessão de exames vestibulares da mandíbula em movimento (fig. 68).

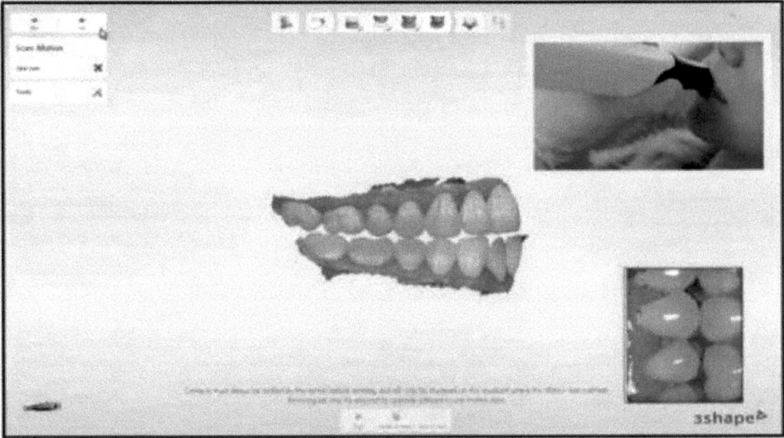

Figura 68: Exame vestibular da mandíbula em movimento [50]

3.2.2. ZEBRIS: [27, 55, 80,82]

JMA Optic Este sistema complementa os sistemas JMA americanos da Zebris com um sensor ótico de última geração. O analisador baseia-se na medição da velocidade dos impulsos ultra-sónicos emitidos por transmissores ligados ao sensor. É constituído por: (fig. 69)

-Um arco facial.

-Sensor do maxilar inferior que fornece movimentos precisos dos côndilos e da mandíbula.

-Posicionador de arco em C com ponteiro.

-WINJAW + software com módulo articulador básico e funcionalidade de exportação de dados.

-Mala de transporte.

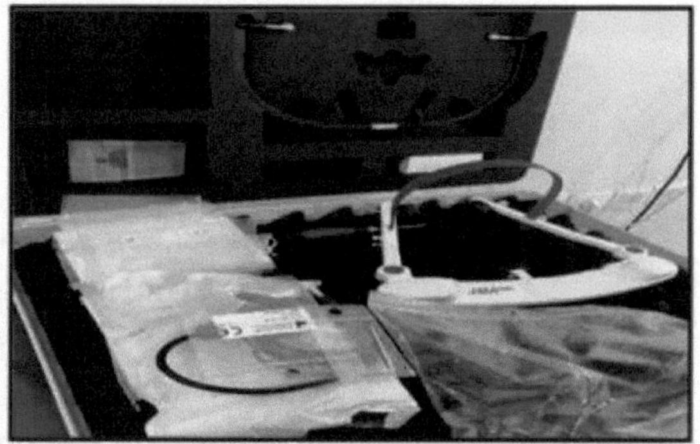

Figura 69: Componentes de uma ótica JMA (serviço Casablanca) [60]

O arco facial é ajustado no suporte nasal; possui auriculares deslizantes nos braços laterais (fig. 70).

O sensor da mandíbula é fixado magneticamente aos dentes inferiores, quer nas fixações paraoclusais quer nas oclusais.

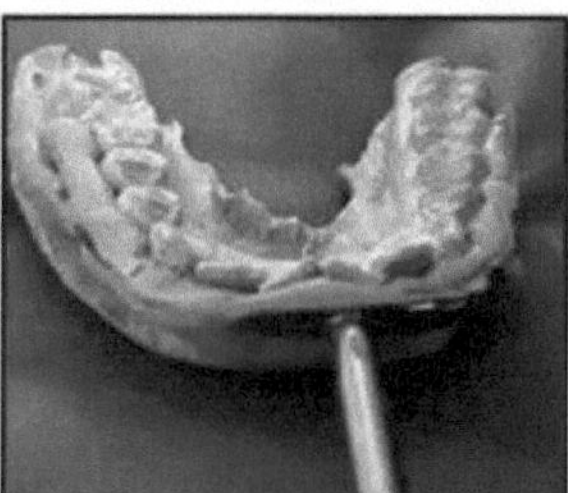

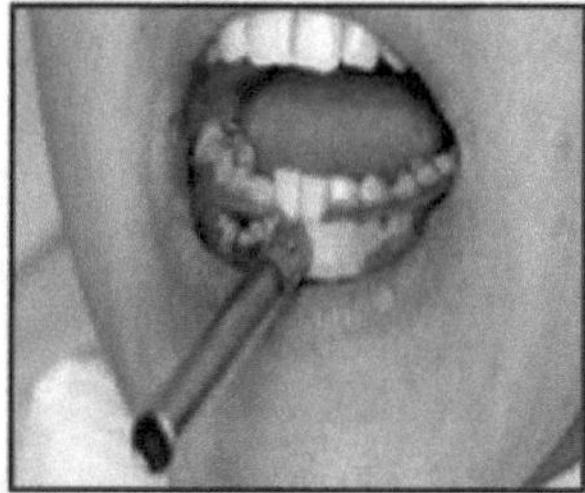

Figura 70: Uma forquilha para-oclusal revestida de silicone.

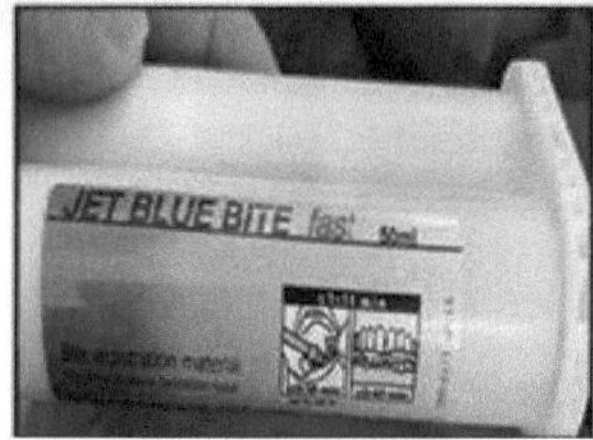

Figura 71: A forquilha para-oclusal revestida de silicone.

O sistema correlaciona com precisão os movimentos registados no sistema com as superfícies dos dentes digitalizadas pelo modelo ou pelo scanner intra-oral.

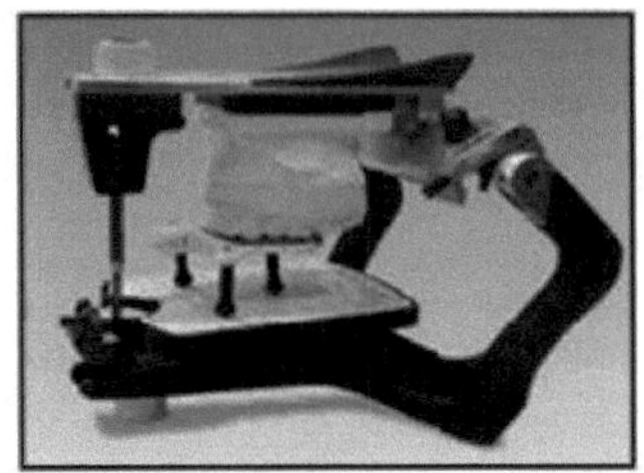

Figura 72: Suporte de transferência maxilar utilizando a forquilha de mordida para articuladores mecânicos [60]

O sistema tem a capacidade de funcionar através de uma ligação USB ou Wi-Fi. O software de análise WINJAW contém uma configuração modular e uma funcionalidade de base de dados. O módulo básico determina as definições dos articuladores mecânicos e virtuais e tem uma função de exportação para os movimentos dos maxilares. Os dados reais do paciente ou os parâmetros do articulador virtual podem ser transferidos para sistemas CAD/CAM através do formato XML.

Este sistema oferece várias vantagens:

-Registo dos movimentos mandibulares.

-Análise oclusal funcional e digital.

-Análise eletrónica da posição.

-Determinação da posição maxilar sem necessidade de um arco facial mecânico.

-Ajuste dos parâmetros mecânicos e virtuais do articulador.

-Determinação de uma relação neuromuscular da mandíbula.

-Interfaces com sistemas CAD/CAM.

3.2.3. MODJAW [43]

O sistema MODJAW é um sistema abrangente de diagnóstico e restauração personalizada que tem em conta os parâmetros estáticos e dinâmicos da oclusão, seguindo o novo conceito de "medicina dentária 4D". O MODJAW introduz uma nova forma de registar, em tempo real, o verdadeiro movimento da mandíbula e a oclusão dinâmica, para além da modelação 3D. [38]

3.2.3.1. Componentes do sistema MODJAW [2, 7, 52]

- **O carrinho M-JEE [24]:**
- Um computador com ecrã tátil de 21 polegadas.
- Uma câmara de alta frequência, com um relógio de 120 Hz, que grava 120 fotogramas por segundo.
- Um arco craniano composto por um ponteiro e uma borboleta de plástico que se liga à forquilha de fixação paraoclusal descartável e pré-formada (Fig. 76).

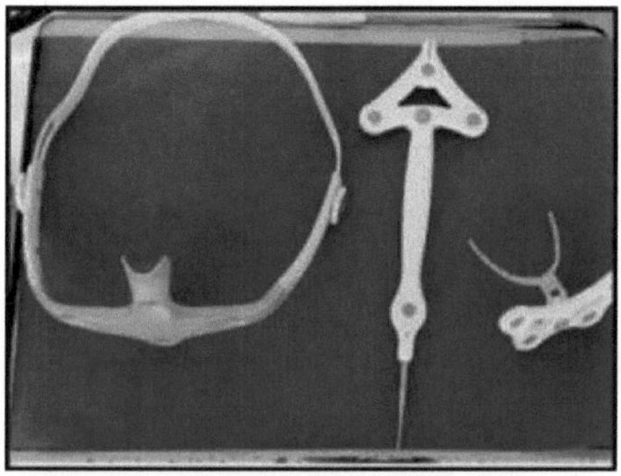

Figura 73: Arco craniano, forquilha paraoclusal e ponteiro [4]

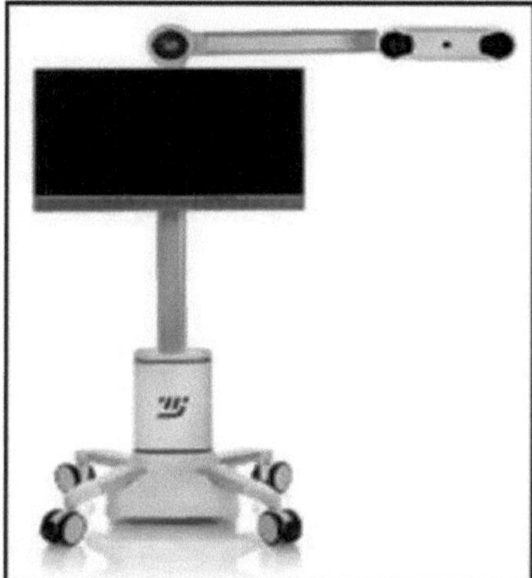

Figura 74: O carrinho M-JEE tudo-em-um [24]

3.2.3.2. Vantagens do sistema MODJAW [61]

-Gravação simples e rápida:

-Durante a fase de diagnóstico: o dentista avalia o paciente de forma clara e precisa, obtendo uma visão completa e objetiva do paciente e dos seus problemas.

-Registo de parâmetros estáticos e dinâmicos, bem como de guias oclusais.

-Permite detetar o contacto oclusal unilateral, o desgaste dentário, a má oclusão e as perturbações da articulação temporomandibular.

-Na fase de tratamento, permite a personalização completa do tratamento dentário.

-Permite a simulação de uma nova posição terapêutica.

-Todos os dados estáticos são fornecidos em formato de ficheiro STL, o que os torna compatíveis com todos os softwares CAD.

-Os dados de movimento do MODJAW em formato XML são facilmente integrados no software Exocad®. A empresa está a trabalhar na integração com outros produtos de software CAD/CAM, tais como os disponíveis na 3Shape.

-MODJAW minimiza ao máximo as visitas dos pacientes ao consultório dentário. Por outras palavras, a eficiência deve ser aumentada, e absolutamente todos os dados do paciente devem ser recuperados durante a primeira visita, incluindo os movimentos da mandíbula. (Fig.76)

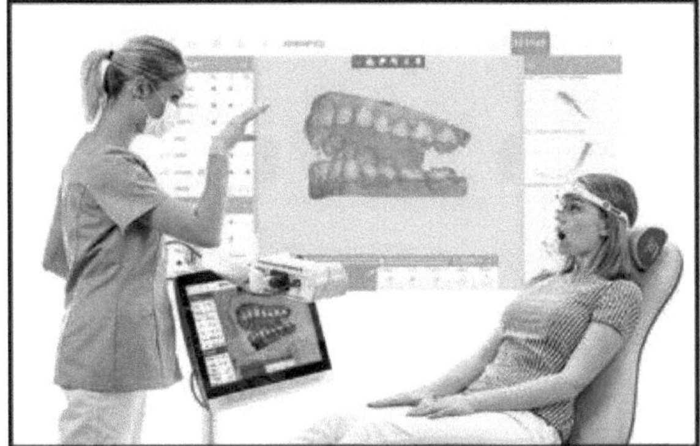

Figura 75: Criação no Modjaw de um projeto de tratamento. [38

3.2.3.3. Protocolo de registo [34]

1-Criação de um ficheiro de paciente no sistema MODJAW.

2-Colocação do capacete:

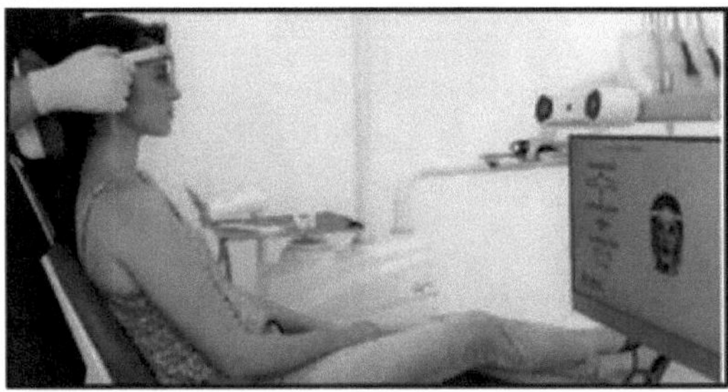

Figura 77: Calibração e colocação do capacete. [4]

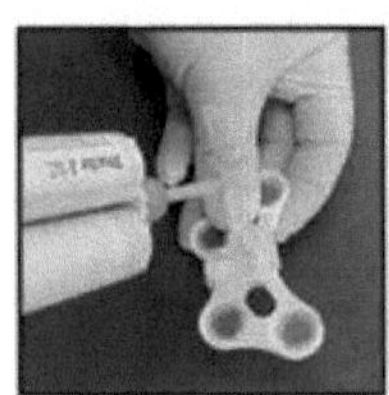

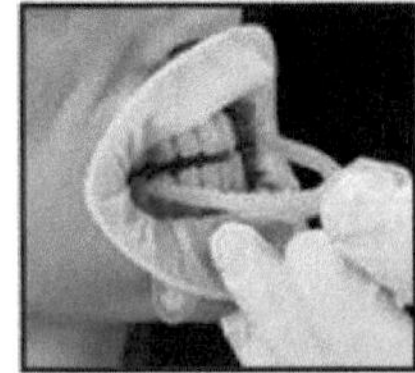

Figura 78: Colocação do garfo paraoclusal e remoção do excesso de material. [4]

3-Colocação da bifurcação paraoclusal:

4-Ajuste da distância entre o doente e a câmara.

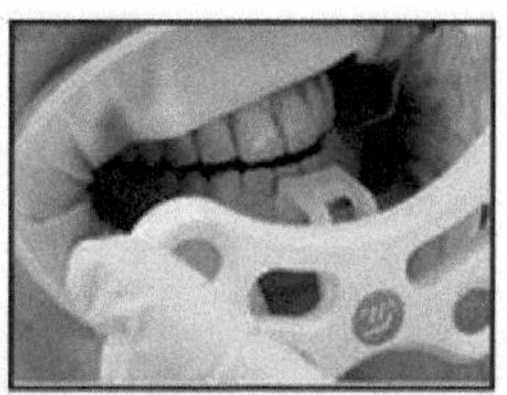

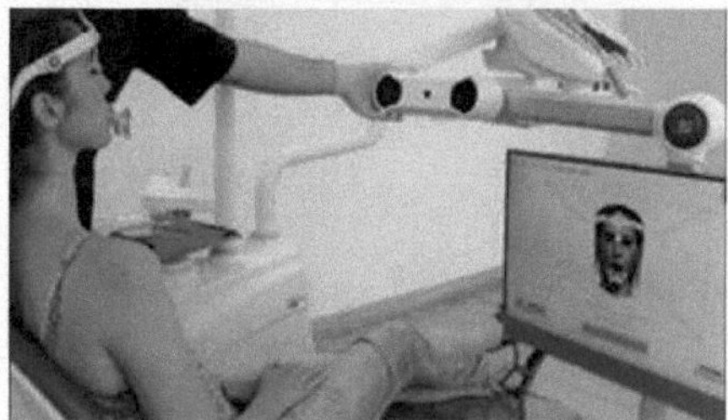

Figura 79: Ajuste da distância entre o doente e a câmara. [4]

5-Apontar os marcadores anatómicos condilares e subnasais.

6-Apontamento de marcas dentárias.

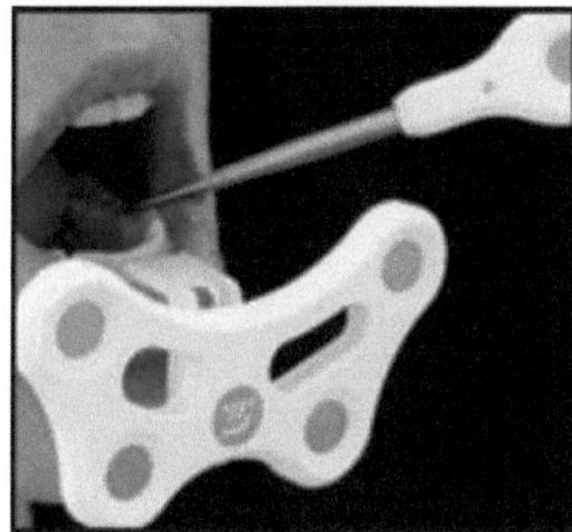

Figura 80: Apontamento de marcas dentárias. [4]

7-Execução de movimentos mandibulares, 3 repetições sucessivas sem interrupção:

-Abertura e fecho

-Propulsão

-Excursão lateral máxima esquerda e direita

-Relação centrada

-Fonação: ler uma passagem uma vez

-Mastigar um alimento calibrado.

3.2.3.4. Dificuldades técnicas:

-Quebra frequente da parte descartável da arcada craniana.

-Dificuldade em reter a forquilha paraoclusal em caso de sobreposição anterior excessiva.

-Mau funcionamento do software.

3.2.4. Utilização do feixe cónico: software "SICAT Function" [23]

A função SICAT da SIRONA é um software que permite a fusão de dados electrónicos da JMA com imagens de tomografia computorizada de feixe cónico (CBCT). Após a impressão

ótica, os modelos digitais são sobrepostos às imagens de CBCT. [24]
*Resumo **do funcionamento do software em poucos passos: [21]**
-A câmara ótica permite a aquisição digital de ambas as arcadas. (Fig.84)
-O software Sicat® Function permite a fusão precisa dos dados de CBCT e JMA da placa de referência.
-O paciente no OIM mantém a placa de mordida de silicone na boca durante a aquisição da imagem de CBCT.

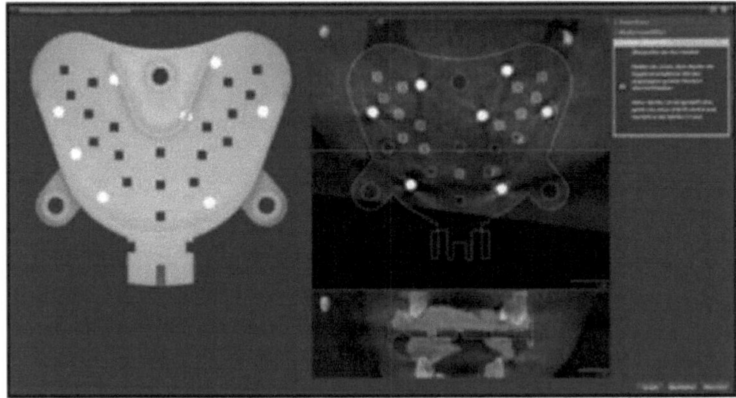

Figura 81: Aquisição de imagens de CBCT com Fusion Bite. [23]

O sistema JMA é então instalado no paciente, utilizando uma placa de referência (fig. 85), e os movimentos iniciais são registados. De seguida, o FUSION BITE e os transmissores JMA são retirados e colocados num suporte para evitar interferências com a oclusão do paciente. Inicia-se a análise funcional.

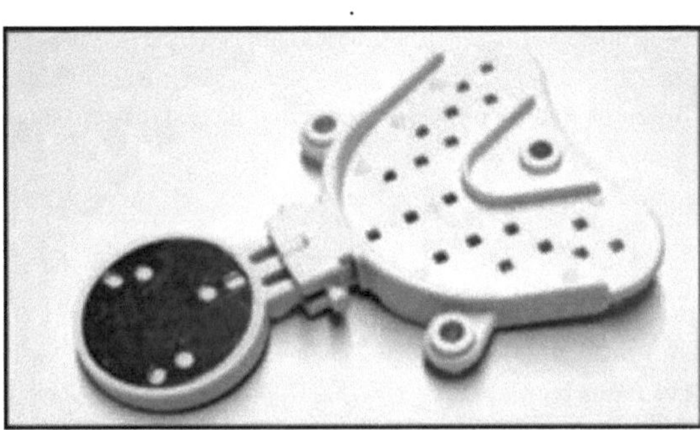

Figura 82 Placa de referência Fusion Bite. [23]

Após o registo, o software SICAT® permite a fusão automática dos dados da JMA e da CBCT (Fig.83).

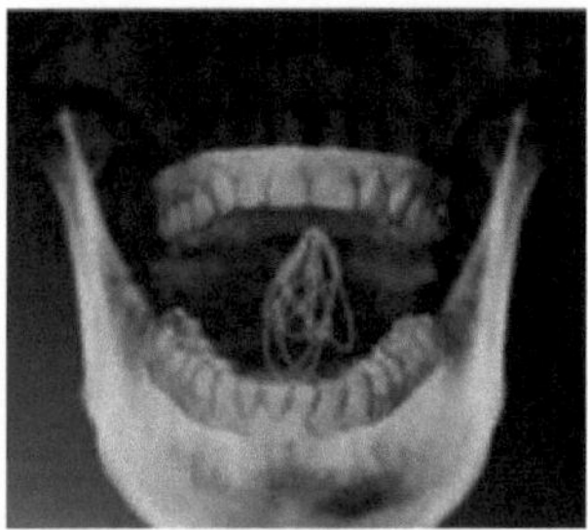

Figura 83: Fusão de dados de JMA com CBCT. [23]

Após a digitalização intra-oral, as impressões ópticas podem ser fundidas com os dados de CBCT para obter imagens precisas. A função SICAT®, após a digitalização das arcadas, sobrepõe as arcadas dentárias digitais nas imagens de CBCT. A capacidade do sistema para sincronizar dados de localização anatómica através de imagens de CBCT com dados de JMA abre novas perspectivas no diagnóstico e planeamento da disfunção temporomandibular. [25] O software apresenta os movimentos do marcador anatómico previamente selecionado, por exemplo, o côndilo durante a mastigação, permitindo a visualização do espaço entre o côndilo e a fossa mandibular durante diferentes posições mandibulares no ciclo de mastigação. Através da sobreposição de modelos digitais, o médico pode visualizar a análise oclusal e os movimentos da ATM. As posições terapêuticas podem ser registadas e o médico pode conceber talas utilizando CAD/CAM de acordo com a posição possível.

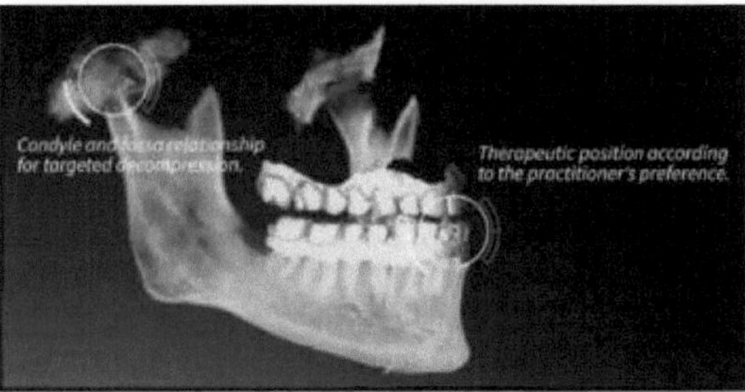

Figura 85: Seleção da posição terapêutica. [25]

PARTE IV

Discussão

O registo das relações intermaxilares é um passo fundamental no estudo da situação clínica ou na realização de próteses. Qualquer erro de registo terá repercussões nas etapas subsequentes, levando a uma perda significativa de tempo ou, pior ainda, a consequências funcionais e estéticas graves se o erro não for detectado e rectificado.

Os articuladores mecânicos apresentam várias limitações, que podem ser resumidas globalmente na incapacidade de simular a variabilidade dos sistemas biológicos, tais como

-Mobilidade dentária, resiliência periodontal.

- O registo pelo articulador não segue os movimentos mastigatórios guiados pelos músculos.
- Não simula a resiliência dos tecidos moles. Além disso, a precisão da reprodução é diminuída por outros problemas relacionados com os materiais de impressão e a técnica de registo da oclusão. Os mais recorrentes são:
- Deformação do material de registo.
- Reposicionamento incorreto do molde nas impressões de mordida.
- Durante a moldagem em gesso.
- Estabilidade do articulador.

Para ultrapassar estas limitações acima mencionadas, surgiram novas tecnologias inovadoras. Além disso, a digitalização tem vindo a revolucionar a nossa vida quotidiana há décadas, e a medicina dentária não é exceção. Atualmente, a digitalização permite-nos visualizar e, claro, modelar uma situação clínica existente e, em seguida, conceber um tratamento protético. Esta contribuição não se limita a casos simples, unitários ou parciais, mas estende-se a situações cada vez mais complexas.

A obtenção de registos interoclusais precisos é um passo essencial para o sucesso de qualquer restauração protética. Para manter a precisão de um fluxo de trabalho digital em medicina dentária, é necessário que este passo seja efectuado virtualmente para evitar quebrar a cadeia do fluxo de trabalho. A utilização de scanners permite obter documentos digitalizados. Esta ferramenta tem várias vantagens, incluindo a precisão, a eficiência e a relação custo-eficácia. No entanto, a precisão dos registos depende do tipo de scanner utilizado. De acordo com um estudo in vitro realizado por Gintaut et al., foram observadas variações significativas nas superfícies de contacto oclusal entre três scanners intra-orais: A: CEREC, TRIOS, PLANMECA. (Fig.85)

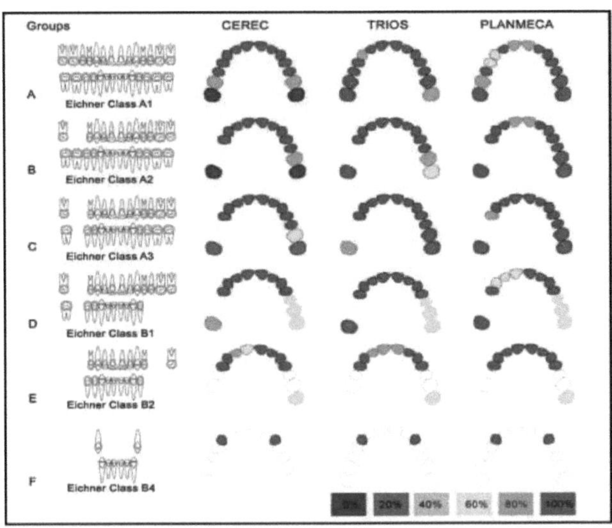

Figura 85: Distribuição percentual do contacto oclusal para cada tipo de scanner intra-oral de acordo com a classe de edentulismo [20].

Além disso, um estudo com o objetivo de determinar os erros oclusais após a utilização de articuladores mecânicos foi realizado por Proschel et al. em 57 pacientes assintomáticos. A este respeito, foi efectuada uma comparação com articuladores virtuais ao nível do segundo molar. O resultado foi um risco de erro mínimo de cerca de 200 gm em 16% dos pacientes e de 300 gm em 6% dos indivíduos. Da mesma forma, outros estudos compararam o número máximo de contactos entre o método convencional e o articulador virtual. O resultado é inequívoco, com os contactos oclusais calculados a partir de modelos virtuais a revelarem-se idênticos aos obtidos com o articulador mecânico[10].

A integração da tecnologia digital no consultório implica, antes de mais, aceitar a necessidade de repensar o fluxo de trabalho, o famoso "WORKFLOW". Consequentemente, o profissional e o laboratório dentário devem trabalhar em simbiose para adaptar as estratégias de tratamento mais eficientes. O conhecimento adquirido com as técnicas analógicas é essencial e fornece uma base sólida para abordar com confiança a transição digital. A força destas ferramentas digitais reside na sua capacidade de otimizar tanto o tempo clínico como o número de passos necessários para o apoio ao tratamento. É evidente que o investimento em equipamento relativamente dispendioso pouparia tempo, promoveria a prática e, consequentemente, desenvolveria a sua atividade.

No entanto, a par das técnicas tradicionais, o registo das relações intermaxilares por CAD também enfrenta certas limitações. No entanto, exige um verdadeiro domínio das tecnologias modernas. Esta técnica em rápida expansão deve adaptar-se às expectativas do dentista ao longo do tempo, em cada vez mais casos. Não existe uma solução única. Cabe ao profissional fazer uma escolha baseada na experiência e selecionar os materiais, suportes e técnicas que lhe convêm, manipulando-os com o máximo rigor para obter um registo fiável e preciso.

Conclusão

O registo oclusal é um passo crucial nos estudos de modelos ou na produção de próteses. Qualquer erro nesta etapa terá impacto nas etapas seguintes. Um erro não detectado e não corrigido levará a uma perda significativa de tempo e a consequências funcionais e estéticas potencialmente graves. Para os evitar, o profissional deve analisar e escolher, na fase pré-operatória, para cada caso clínico, a posição de referência, a técnica e os materiais adequados a utilizar, bem como o manuseamento correto.

Na maioria dos casos, por uma questão de simplicidade, a escolha do médico tende a ser a utilização de um articulador com montagem através de uma mesa de transferência, em vez do arco facial, uma vez que este último requer uma grande destreza. No entanto, a utilização do arco facial seria essencial em certos casos para uma melhor adaptação da prótese.

As técnicas tradicionais têm certas limitações; no entanto, o desenvolvimento do CAD tem sido capaz de resolver o constrangimento da gestão da oclusão e da relação intermaxilar. Para além de ser acessível, esta tecnologia tem uma vantagem significativa. Permite uma gestão individualizada da oclusão, integrando os dados do ciclo mastigatório de cada paciente e os seus determinantes posteriores. Consequentemente, o advento da digitalização traz novidades e ferramentas que melhoram a qualidade do trabalho na cadeia protética.

A estimulação digital da oclusão é essencial. É altamente recomendada nalguns casos complexos e permite beneficiar das vantagens do CAD-CAM. Para além disso, a evolução do CAD-CAM torna as etapas de gestão da oclusão mais simples e práticas, desde o início da análise oclusal até à reconstrução.

Referências

1. **Abjean J.**
A oclusão na prática clínica.
Paris: Quintessence International, 2002.
2. **Bapelle M.**
Les determinants posterieurs de la cinematique mandibulaire: revue de litterature et analyse d'enregistrements [Estes].
Nice : Faculdade de Cirurgia Dentária de Nice, 2020.
3. **Bom dia S.**
Registo das relações intermaxilares: das técnicas clássicas às novas abordagens através da CFAO. Aplicação a diferentes casos clínicos [Estes].
Nancy : Faculte de chirurgie dentaire de Nancy, 2012.
4. **Bonnet N.**
Contribuição para o estudo experimental e numérico do comportamento submilimétrico de chapas [Estes].
Paris: Ecole Arts et Metiers ParisTech, 2008.
5. **Carlier JF.**
O registo da oclusão em função da dificuldade de proteção Segunda parte: situações clínicas complexas.
Rev Odont Stomat 2015;44:96-115.
6. **Chauvel B, Turpin YL.**
Os materiais são empregues.
Paris: Societe Francophone des biomateriaux dentaires, 2010.
7. **Constantinescu FE.**
Melhorar a realização de próteses individualizadas através da medição ótica da cinemática mandibular.
Stomatol Edu J 2019;6(2):139.
8. **Davidowitz G, Kotick PG.**
A utilização de CAD/CAM em medicina dentária.
Dent Clin North Am 2011;55(3):559-70.
9. **De Belleville R.**
Simulação virtual de l'oclusão dinâmica: Possibilidades actuais e perspectivas [Estes].
Bordéus: Colégio das Ciências da Saúde UFR das Ciências
Odontologiques de Bordeaux, 2016.
10. **Delong R, Ko CC, Anderson GC, Hodges JS, Douglas WH.** Comparação dos contactos intercuspiais máximos de pacientes dentários virtuais e moldes dentários montados.
J Prosthet Dent 2002;88:622-30.

11. Doukhan JY, Trevelo A.
Proteses fixas implanto-portáteis: aplicação de portas empresariais sectoriais.
Ind Dent 2000;26:1529-34.
12. Duminil G, Allard Y et André J.
Câmaras de captação de impressões digitais à hora da escolha.
Inf Dent 2011;1:45-59.
13. Dupas PH.
O articulador do quotidiano.
Paris : CdP, 2012.
14. Elkrief M.
La CFAO en cabinet dentaire : Enquete sur les pratiques et opinions des chirurgiens dentistes d'ile de France en 2017 [Estes].
Paris Diderot: Faculte de chirurgie dentaire, 2018.
15. Esclassan R, Esclassan-Noirrit E, Lacoste-Ferre MH, Guyonnet JJ. Protese adjointe partielle: oclusão, escolha e montagem de dentes. Polimerização das bases.
EMC-Odontologie 2004 [Artigo 23-310-F-10].
16. Escurecer S.
Registos das relações intermaxilares.
Cah ADF 2000;8:24-35.
17. Ferracane JL.
Materiais em medicina dentária: princípios e aplicações.
Filadélfia : Lippincott, 1995.
18. Flugge TV, Schlager S, Nelson K, Nahles S, Metzger MC.
Precisão das impressões dentárias digitais intra-orais com o iTero e digitalização extra-oral com o iTero e um scanner de modelos.
Am J Orthod Dentofacial Orthop 2013;144(3):471-8.
19. Fradeni M, Barducci G.
Tratamento protetor. Volume 2.
Paris : Quintessence International, 2010.
20. Gintaute A, Keeling AJ, Osnes CA, Zitzmann NU, Ferrari M, Joda T.
Precisão do registo maxilo-mandibular com scanners intra-orais in vitro.
J Prosthodont Res 2020;64(2):114-9.
21. Girault G.
O articulador virtual: Possibilites actuelles [Estes].
Bordéus: Colégio de Ciências da Saúde UFR das Ciências *Odontológicas de Bordéus, 2015.*
22. Girault G, Contrepois M, Soenen A. L'articulateur virtuel donnees actuelle. *Inf Dent 2015 ;39(97):66-70.*

23. Hanssen N, Ruge S, Kordass B.
Função SICAT: articulação anatómica real-dinâmica através da fusão de dados de tomografia computorizada de feixe cónico e de rastreio do movimento da mandíbula.
Int J Comput Dent 2014;17(1):65-74.
24. Jaisson M, Felenc S, Nocent O. La gestion de l'occlusion par les systemes de CFAO: les criteres de choix.
Cah Prothese 2013;161:142-51.
25. Koralakunte PR, Aljanakh M.
O papel do articulador virtual na dentisteria protética e restauradora.
J Clin Diagn Res 2014;8(7):25-8.
26. Lepidi L, Galli M, Mastrangelo F et al.
Articuladores virtuais e procedimentos de montagem virtual: Qual é a situação atual?
J Prosthodont 2021;30(1):24-35.
27. Maestre-Ferrin L, Romero-Millan J, Penarrocha-Oltra D, Penarrocha-Diago M.
Articulador virtual para a análise da oclusão dentária: Uma atualização.
Med Oral Patol Oral Cir Bucal 2012;17(1):160-3.
28. Mehl A.
Um novo conceito para a integração da oclusão dinâmica no processo de construção digital.
Int J Comput Dent 2012;15(2):109-23.
29. Millet C, Jeannin C.
Dimensão vertical e protésica completa.
EMC-Odontologie 2005 [Artigo 23-325-E-10].
30. Ogolnick R.
Os materiais de registo dos relatórios intermaxilares.
Cah Prothese 1997;100:5-12.
31. Orthlieb JD, Brocard D, Schittly J.
Oclusodontia prática.
Paris : CdP, 2000.
32. Orthlieb JD, Darmouni L, Pedinielli A, Jouvin Darmouni J. Funções oclusais: Aspectos fisiológicos da oclusão dentária humana.
EMC - Odontologie 2013 1 10[Artigo 28-160-B-10].
33. Orthlieb JD, Laborde G.
A fenda do vestíbulo. Registo oclusal para restauração fixa intercalar posterior de pequena extensão. *Inf Dent 1989;71(41):4021-6.*
34. Orthlieb JD, Laborde G, Bezzina S, Gros P.

Papel do articulador na transmissão de dados do gabinete para o laboratório.
Real Clin 2002;2:109-23.
35. Orthlieb JD, Re J, Perez C, Darmouni L, Mantout B, Gossin G, Giraudeau A.
A relação centro-mio-estabilidade: Um conceito simples, fisiológico e consensual!
Cah Prothese 2008;141:13.
36. Orthlieb JD, Rebibo M, Mantout B.
A dimensão vertical da oclusão em prótese fixa.
Cah Prothese 2002;120:67-80.
37. Ozdemir G, Albayrak B, Yuzba§ioglu E, Us YO.
Articuladores virtuais, registos oclusais virtuais e pacientes virtuais em medicina dentária.
J Exp Clin Med 2021;38(3):129-35.
38. Predine-Hug F, Lodter JP, Grand L.
A síndrome de biberon: Definição, etiologias, diagnóstico, conduta a seguir profiláctica e terapêutica.
Cah Intern Odontol 2003;2:1-16.
39. Proschel PA, Maul T, Morneburg T.
Incidência prevista de erros oclusais excursivos em modos comuns de ajuste do articulador.
Int J Prosthodont 2000;13:303-10.
40. Raynal J, Thomas Elkaim V, Coudray L et al.
O CFAO em odontologia: o que o omnipresente deve saber.
Paris : ADF 2007.
41. Romerowski J.
Algumas curiosidades na história dos articuladores.
Actes 2011;16 :48-52.
42. Rosenstiel SF, Land MF, Walter R. Contemporary fixed prosthodontics. *St Louis: Mosby, 2022.*
43. Sanchez S, Alvarez-Herms J, Cirer-Sastre R, Corbi F, Burtscher M. A influência da oclusão dentária no equilíbrio dinâmico e no tom muscular. Front Physiol. 2020 Jan 31;10:1626.
44. Sastre T.
LA dentisterie numerique - Muito simplesmente.
Paris : Espace Id, 2021.
45. Spath C, Kordass B.
Otimização da oclusão estática por "assentamento da superfície oclusal" no software CEREC 3 D.

Int J Comput Dent 2006;9(2):121-6.
46. Tavernier B.
Os materiais de registo das relações maxilo-mandibulares.
Paris : Sociedade Francófona de Biomateriais Dentários, 2011.
47. Warreth A, Ramadan M, Bajilan MR, Ibieyou N, El-Swiah J, Elemam RF.
Fundamentos de oclusão e dentisteria restauradora. Parte I: princípios básicos.
J Ir Dent Assoc 2015;61(4):201-8.
48. Yuzbasioglu E, Kurt H, Turunc R, Bilir H.
Comparação das técnicas de moldagem digital e convencional: avaliação da perceção dos pacientes, conforto do tratamento, eficácia e resultados clínicos.
BMC Oral Health 2014;14:10.
Referências na Internet :
49. 3dddentalstore.
Scanners medit t-series [En Ligne].
[Consulte le 02/01/2023], Disponível a partir de I'URL: https://3ddentalstore.fr/scanners-medit-t-series-t710- t510-t310/
50. 3Forma.
3Shape TRIOS Movimento específico do paciente [En Ligne].
[Consulte le 04/01/2023], Disponível a partir de l'URL: https://www.youtube.com/watch?v=8cE7Zsthw1k&t =31s
51. Touca dentária.
Oclusor Larident [En Ligne].
[Consuhc le 20/12/2022], Disponible a partir l'URL: https://www.capdentaire.com/article_occluseur_larid ent_11-606_187322_83896.html
52. Centro dentário Champel.
A tecnologia numérica Modjaw [Em linha].
[Consulte le 31/03/2022], Disponível a partir de l'URL: https://www.cdchampel.ch/soins-dentaires/la-technologie- numerique- modjaw/
53. Dentaltix.
Articulador ASA 5000 - ASA DENTAL [En Ligne].
[Consulte le 20/12/2022], Disponível a partir de l'URL: https://www.dentaltix.com/fr/asa-dental/articulateur- asa-5000
54. Dev-SM.
Pasta de impressão - placa a l'óxido de zinco [En Ligne].
[Consulte le 09/03/2022], Disponível a partir de l'URL : https://dev.sdm-online.com/317_ss- white
55. Direto.

Catalisadores Ramitec de embalagem individual [En Ligne].
[Consulte le 20/12/2022], Disponível a partir de l'URL: https://www.dentirect.fr/enregistrement-de-l-occlusion/5333- ramitec- single-pack-catalys.html

56. Exocad.
Articulador virtual [En Ligne].
[Consulte le 02/01/2023], Disponível a partir de l'URL: https://exocad.com/our-products/exocad-dentalcad/virtual- articulator

57. Laboratório Dentanor.
CERAMILL MAP 600 [En Ligne].
[Consulte le 20/12/2022], Disponível a partir de I'URL: https://laboratoire.dentanor.fr/scanners/6586-ceramill-map- 600.html

58. Mediateca.
SCANBODY [En Ligne].
[Consulte le 10/12/2022], Disponível a partir de l'URL: https://mediatheque.lyra.dental/mediatheque-ficheiros/Cat%C3%A9gorie_Documentations%20commerciales/Sous %20cat %C3%A9gorie_R%C3%A9f%C3%A9rences%20consommables %20CA D-CAM/REF_LAB_SB_FR.pdf

59. Exposição médica.
Ceramill Artex® - Articulador virtual por Amann Girrbach [En Ligne].
[Consulte le 16/12/2022], Disponível a partir do URL: https://www.medicalexpo.fr/prod/amann-girrbach/product- 71298- 611179.html

60. Modjaw.
MODJAW: Uma odontologia digital de próxima geração [En Ligne]. *[Consulte le 31/03/2022], Disponível a partir do URL: https://www.dental-tribune.com/news/modjaw-a- next-generation- digital-dentistry-solution/*

61. Proto3000 Dental.
Scanner 3D intra-oral Medit I500 para clínicas dentárias [En Ligne]. *[Consulte le 31/03/2022], Disponível a partir do URL: https://dental.proto3000.com/dental/3d-scanners/intraoral- scanner- medit-i500/*

62. Schutz Dental.
Sistema ótico Zebris JMA [En Ligne].
[Consulte le 02/12/2022], Disponível a partir de l'URL: https://www.schuetz-dental.de/en/dental- lab/cadcam/zebris-cmd-measuring-and- analysis/equipment/4454/zebris-jma-optic-system

63. Fornecimento.
Material de impressão O-BITE [En Ligne].

[Consulte le 02/12/2022], Disponível a partir de l'URL: https://zahnsply.com/o-bite.html

64. Zebris Medical.

A nova dimensão do registo dos maxilares [En Ligne].

[Consulte le 02/12/2022], Disponível a partir de l'URL: https://www.zebris.de/en/welcome-to-the-world-of-functional- digital-dentistry/welcome-to-the-world-of-functional-digital- dentistry

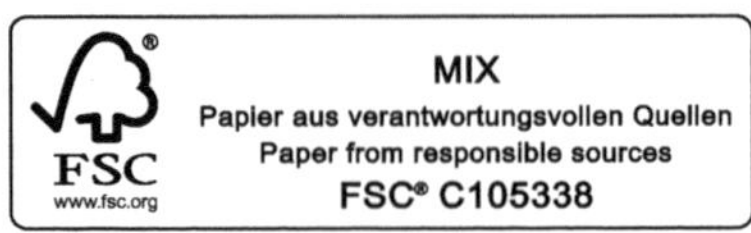

Printed by Books on Demand GmbH, Norderstedt / Germany